食べ物と健康II
食品の機能

第3版

中河原俊治 編著

荒川義人 共著
金澤匠
菊地和美
松坂裕子
西隆司
小野寺秀一
知地英征

三共出版

第3版にあたって

　食品の「なぜそうなのか」を理解するために編まれた本書の初版発行から10年を経た。この間，2015年には食品表示法が施行され，さまざまな食品の成分に関する表示体系が整備された。このとき保健機能食品として新たに加わった機能性表示食品はまたたくまに市場を拡大し，特定保健用食品を追い越してさまざまな「機能性」が主張されており，管理栄養士など食に携わっている方々は，その「機能性」を解説する役割がますます大きくなっている。

　また，2020年には日本食品標準成分表2020年版（八訂）が公表され，組成成分表とともにいくつかの大きな改訂が行われたが，とくにエネルギー計算方法が変更されていることが特徴であり，収載食品のエネルギー量が大きく変化している。日本食品標準成分表2020年版（八訂）では「利用可能炭水化物（単糖当量）」などエネルギー産生栄養素としての成分が明確に規定され，これに基づいたエネルギー値は，それまでの食品成分表と比べて平均9％程度低下しているとされている。すなわち食品を評価する基準が，従来より確からしいと考えられる最新の基準に変更されたのである。

　そこで本書の「2-3　炭水化物」ではそれらの項目の解説を加え，またそれに合わせて全体を見直し，関連する記述および図表を日本食品標準成分表2020年版（八訂）に準拠して改め，「第3版」とすることとした。

　日常の食として自分がなにを食べているのかを正しく理解して生活している人々は，残念ながら必ずしも多くはないと考えられ，一方，一般の若い人々の中には食に関心を持ちながらも「プロテイン」を摂取しているから安心，といった事例も見られる。こういった状況の中で食のプロフェッショナルとして活躍する管理栄養士・栄養士は，日本食品標準成分表2020年版（八訂）について詳しく解説されている本シリーズ「食べ物と健康Ⅰ食品の分類と成分」と合わせて学び，食品成分表を正しく理解することを通していっそう役割を果たさなければならないであろう。そのために本書もいくばくかの助けとなることを心より願っている。

2023年3月

著者を代表して
中河原俊治

はじめに

　2002（平成14）年，栄養改善法の改定により健康増進法が制定され，10年余が経過した。健康増進法第二条では，「国民は，健康な生活習慣の重要性に対する関心と理解を深め，生涯にわたって，自らの健康状態を自覚するとともに，健康の増進に努めなければならない。」とうたわれている。国民の健康の維持増進は，わが国の重要な課題であって，国民生活のさまざまな場面でこれを担うのは主として管理栄養士である。

　本書は，そのような管理栄養士を養成する管理栄養士課程，および栄養士課程で「食べ物と健康」を学習する学生を主な対象とした教科書「食べ物と健康」シリーズの第Ⅱ巻であり，食品が有するさまざまな「機能」について解説したものである。

　2010（平成22）年，管理栄養士国家試験出題基準（ガイドライン）が改定され，食品成分の化学や物性を扱う分野は専門基礎科目「食べ物と健康」において「大項目3　食品の機能」として整理された。この科目では栄養管理を実践する上での基本となる人間の健康と食べ物との関係についての基本的知識および技能が求められている。すなわち，かつての「食品学（総論・各論）」がともすれば食品に含まれる各種成分の化学的性質を記載主義的にまとめられたものであったことから脱して，人間の健康にどのように関わっているのかを習得するべきものとして位置づけられているのである。

　食品が人間の健康にとって重要な役割を担うことはいうまでもないが，それがどのような役割であるかを一言で表すことは容易なことではない。食品の役割は，その栄養性として理解される一次機能，食欲を増し，食生活を豊かにするべき嗜好性として理解される二次機能，そして，近年，特に注目されている生体調節作用として理解される三次機能という3つの機能性として整理される。それぞれの機能は，営々として築かれてきた食品に関する化学的，生物学的，および物理学的研究の成果によって理解が深められてきた。したがってこれら食品成分のはたらきを理解するためには，食品成分ひとつひとつの化学構造の理解が不可欠である。また，これに合わせて食品を摂取してそれが機能する場である人体の構成物質ひとつひとつの化学構造とはたらきに関する理解も必要である。つまり，学生諸君が「食べ物と健康」を学ぶことは，食品が人間にとってどのようなはたらきを示すのかを学ぶことであり，とくに今後は分子レベルでの相互作用を理解することが極めて重要になるであろう。

　そこで本書では，食品成分の特性や人間に対するはたらきに関する基本的な項目については「なぜそうなのか」をできるだけていねいに記述することをめざし，本書の特徴とした。そのため幾分，微に入り細をうがつ記述になってしまっているかもしれないが，その点は指導教員の選択に委ねたい。

　一方，管理栄養士・栄養士課程では，食品化学や生化学を基礎分野として十分に習得する必要があるけれども，誠に残念ながら多くの学生はその土台となる「高等学校化学」が苦手であるという。あるいはそれがほとんど身に付いていないことも必ずしも例外とはいえないのではないだろうか。

　そのため本書では「なぜそうなのか」を理解するための基本的な化学構造式の意味，ならびに学生にとってやや親しみにくい化学用語の解説をまず第1章においた。この章によって少なくとも化学構造式で示される一本の「線」には重要な意味があるということは習得できるのではないかと期待している。

　ともあれ管理栄養士課程向けの類書があまたあるなかで，「なぜそうなのか」を食品成分の化学構造の変化として説明することを特徴としているものは，必ずしも一般的ではない。これはそれらが管理栄養士国家試験に求められる知識としての観点から整理されていることによるものと考えられるが，もとより管理栄養士国家試験は，「管理栄養士として第一歩を踏み出し，その職務を果たすのに必要な基本的知識及び技能について的確に評価する（管理栄養士国家試験出題基準より）」という基本的考え方に立っており，すなわち管理栄養士としてのスタートラインを示すものでしかない。自動車運転免許に例えるならば，運転免許を得ることが目的なのではなく，それを用いて自動車を運転し，どこに，どのように行くかを判断することが重要なのである。管理栄養士の国家資格を手にしたものが，医療機関で仕事をする場合もあるし，行政や教育の分野，あるいは食品関連など一般企業で職を得る場合もあるが，いずれにしてもそれぞれにおいて高い問題解決能力が求められるであろう。そのときに自らの学問的基盤が堅固で，また科学的論理的な思考法のトレーニングがなされていなければ，真の問題解決に至ることははなはだ困難である。人は一生涯勉強であるということは事実であろうが，しかしながら真の学問的基盤を形成できるのは豊かな感受性と柔軟な思考力を有する限られた一時期だけである。自ら飛躍的に成長できる機会を逸することなく，学習を深めてほしい。人間の心身の健康を指導していける真に実力のある，すなわち信頼される管理栄養士・栄養士として活躍し，社会に貢献することを切に願っている。

　本書の上梓にあたり，参考にさせていただいた書籍，文献の著者の方々，本書の編集方針を深く理解し，執筆の労をおとりくださった先生方に厚く御礼申し上げます。

　最後になりましたが，三共出版株式会社秀島功氏は，遅筆の我々を辛抱強く励まし，後から後から出てくる面倒な校正事項にも対応くださいました。ここに改めて御礼申し上げます。

2013年5月　　　　　　　　　　　　　　　　　　　　　　　　　著者を代表して
　　　　　　　　　　　　　　　　　　　　　　　　　　　　　　　中河原俊治

目　　次

1　化学構造式とは―食品科学を理解するために

1-1　化学構造式と原子構造 ……………………………………… 1

1-1-1　はじめに …………………………………………… 1

1-1-2　化学構造式の意味 ………………………………… 2

1-1-3　原子の構造と化学式 ……………………………… 6

1-2　化学物質の命名法 …………………………………………… 12

2　食品の一次機能

2-1　水　　分 ……………………………………………………… 15

2-1-1　水　と　は ………………………………………… 15

2-2　たんぱく質 …………………………………………………… 19

2-2-1　生命維持に不可欠のたんぱく質 ………………… 19

2-2-2　ペプチド …………………………………………… 25

2-2-3　ポリペプチド ……………………………………… 27

2-2-4　たんぱく質の変化 ………………………………… 32

2-2-5　酵素による食品成分の変化 ……………………… 35

2-2-6　たんぱく質含有量の測定 ………………………… 37

2-3　炭水化物 ……………………………………………………… 38

2-3-1　炭水化物とは ……………………………………… 38

2-3-2　単　糖　類 ………………………………………… 38

2-3-3　少　糖　類（オリゴ糖類） ……………………… 46

2-3-4　多　糖　類 ………………………………………… 48

2-3-5　炭水化物含有量とエネルギー値 ………………… 53

2-3-6　炭水化物の加熱による変化 ……………………… 54

2-4　脂　　質 ……………………………………………………… 56

2-4-1　脂質の特性 ………………………………………… 56

2-4-2　脂　肪　酸 ………………………………………… 57

2-4-3　必須脂肪酸 ………………………………………… 59

2-4-4 単純脂質 ………………………………………… 59

2-4-5 複合脂質 ………………………………………… 62

2-4-6 脂質の化学的性質 ……………………………… 64

2-4-7 脂質の分析法 …………………………………… 65

2-4-8 脂質の変化 ……………………………………… 65

2-4-9 酵素による脂質の酸化 ………………………… 67

2-4-10 油脂の酸化防止 ………………………………… 67

2-4-11 脂質の熱酸化 …………………………………… 68

2-5 ビタミン ……………………………………………… 69

2-5-1 脂溶性ビタミン ………………………………… 70

2-5-2 水溶性ビタミン ………………………………… 73

2-5-3 ビタミンの測定法 ……………………………… 77

2-6 ミネラル ……………………………………………… 78

2-6-1 主なミネラル …………………………………… 79

2-6-2 ミネラルの測定法 ……………………………… 84

章末問題 …………………………………………………… 85

3 食品の二次機能

3-1 色素成分 ……………………………………………… 91

3-1-1 カロテノイド系色素 …………………………… 91

3-1-2 ポルフィリン系色素 …………………………… 93

3-1-3 フラボノイド系色素 …………………………… 95

3-1-4 その他の色素成分 ……………………………… 97

3-2 呈味成分 ……………………………………………… 98

3-2-1 甘味成分 ………………………………………… 99

3-2-2 酸味成分 ………………………………………… 103

3-2-3 塩味成分 ………………………………………… 103

3-2-4 苦味成分 ………………………………………… 103

3-2-5 旨味成分 ………………………………………… 104

3-2-6 辛味成分 ………………………………………… 105

3-2-7 渋味成分 ………………………………………… 108

3-2-8 えぐ味成分 ……………………………………… 109

3-3 香気・におい成分 …………………………………… 109

3-3-1 植物性食品中の香気成分 ……………………… 110

3-3-2 動物性食品中の香気成分 ……………………… 112

3-4　酵素的褐変と非酵素的褐変 ……………………………………………… 113
3-4-1　酵素的褐変 ……………………………………………………………… 113
3-4-2　非酵素的褐変 …………………………………………………………… 117

3-5　テクスチャー ………………………………………………………………… 120
3-5-1　レオロジー …………………………………………………………… 121
3-5-2　コロイド ………………………………………………………………… 121
3-5-3　サスペンションとエマルション ……………………………………… 122
3-5-4　ニュートン流動と非ニュートン流動 ………………………………… 124
3-5-5　チキソトロピー，レオペクシー，ダイラタンシー ………………… 126

章末問題 ………………………………………………………………………… 128

4　食品の三次機能

4-1　食品の三次機能とは ………………………………………………………… 132
4-1-1　機能性食品 ……………………………………………………………… 132
4-1-2　特定保健用食品に認可されている成分とその機能 ………………… 134

4-2　口腔内や消化管内で作用する機能 ………………………………………… 135
4-2-1　虫歯の原因になりにくく歯を健康にする食品 ……………………… 135
4-2-2　おなかの調子を整える食品 …………………………………………… 136
4-2-3　コレステロールが高めの方のための食品 …………………………… 140
4-2-4　カルシウムの吸収を助ける食品 ……………………………………… 143
4-2-5　血糖値または血中中性脂肪が気になる方のための食品 …………… 144
4-2-6　その他の機能を持つ食品成分 ………………………………………… 146

4-3　消化管吸収後の標的組織での生理機能調節 ……………………………… 146
4-3-1　血圧が高めの方に適する食品 ………………………………………… 146
4-3-2　骨の健康が気になる方のための食品 ………………………………… 147
4-3-3　血中中性脂肪や体脂肪が気になる方のための食品 ………………… 149
4-3-4　抗酸化作用を持つ食品成分 …………………………………………… 151
4-3-5　発がん抑制に関わる食品成分 ………………………………………… 155

章末問題 ………………………………………………………………………… 158

コラム　分子式から分子量を求める　11
　　　　食品中の水の凍結とドリップ　17
　　　　中間水分食品　19
　　　　単糖の鎖状構造と還元性　44
　　　　希少糖　44
　　　　トランス脂肪酸と活性酸素　69

ポリフェノールオキシダーゼはモノフェノールも酸化する　　116

ニュートン流動　124

難消化性食品成分の新しい分類—ルミナコイド—　　138

アスタキサンチンの生理作用　153

レスベラトロールと Sir2　154

ファイトケミカル　156

推せん図書……………………………………………………………………… 159
索　　引……………………………………………………………………… 161

1

化学構造式とは

食品科学を理解するために

1-1 化学構造式と原子構造

1-1-1 はじめに

　管理栄養士課程の専門基礎分野である「食べ物と健康」や「人体の構造と機能及び疾病の成り立ち」ではさまざまな食品成分や生体成分を学ぶが，そのためにはその基礎として化学構造についての理解が必要である。

　化学構造式は，多くの学生が苦手とするところであるが，管理栄養士養成課程で学ぶ以上，これを避けることはできない。そこで本章では，これらの分野で一般によく用いられる化学構造式がどういうもので，どのような情報を持っているのかを説明する。

　私達の身の周りにある「もの」をその性質によって分離し，また，それぞれを限りなく小さく分割していくと，これ以上分けるとその物質の性質そのものが失われてしまうような最小単位にまで到達する。このような物質の最小単位が**分子** molecule である。

　その分子はさらに小さな単位が組み合わさってできていて，これを**原子** atom という。複数個の原子の組み合わせによる場合，一種類の原子だけから構成されている分子を**単体** simple substance といい，二種類以上の原子から構成されている分子を**化合物** compound という。酸素分子（O_2）や水素分子（H_2）などは単体であり，水分子（H_2O）やグルコース分子（$C_6H_{12}O_6$）などは化合物である。

　酸素ガスや水などのようにそれぞれ単一の分子でできていて，いろいろな方法で調べても性質が同じである，つまり固有の性質を持つ場合，それは**純物質** pure substance といわれ，単に物質ということが多い。一方，空気や海水などのように，純物質が複数含まれるものは**混合物** mixture という。食品成分や生体成分は一般に種々の化合物の混合物である。また，それら化合物は**炭素** carbon を含んでいるものが多く，これはとくに**有機化合物** organic compound と呼ばれる。有機とは本来，動植物の生命体に存在することを意味するのであるが，現代では単に炭素を含むという意味で用いられていて，ふつう2個以上の炭素を含む鉱物性以外の化合物を指す。

1-1-2　化学構造式の意味

　分子は，ふつう複数個の原子が結合してできている。「結合して」ということは「化学結合で結ばれて」という意味である。水素原子や酸素原子はHやOなどの**元素記号** symbol of element で示すことができる。だからそれら同士が「結合」した分子の構造を表現するときには，互いにどのように結合しているかという関係であるから，これらの元素記号を線で結んで表わした図を作ればよい。このような図を**化学構造式** constitutional formula という（単に構造式ということも多い）。化学構造式は食品や生体に含まれる分子の働きや役割を理解する上で有用であり，必要である。

　ここで重要なのは化学構造式として分子を表現するとき，それぞれの原子の結合の仕方には一定のルールがあるということである。たとえば水素には共有結合できる腕が一本しかないので2つ以上の他の原子と同時に結合することはできない。この腕の数が**原子価** valence である。原子価は化学構造式では原子と原子とを結ぶ直線で表わされ，この直線を**価標** bond という。

　化学構造式は，分子を構成する各原子の配置を表わすが，教科書などで食品成分を化学構造式で表現するとき，多くの場合，簡略化された化学構造式が用いられている。

　図1-1はビタミンAとして知られるレチノール retinol の化学構造式である。さまざまな教科書などで用いられているのは，図1-1（a）であるが，これは図1-1（b）という化学構造式を簡略化したものである。

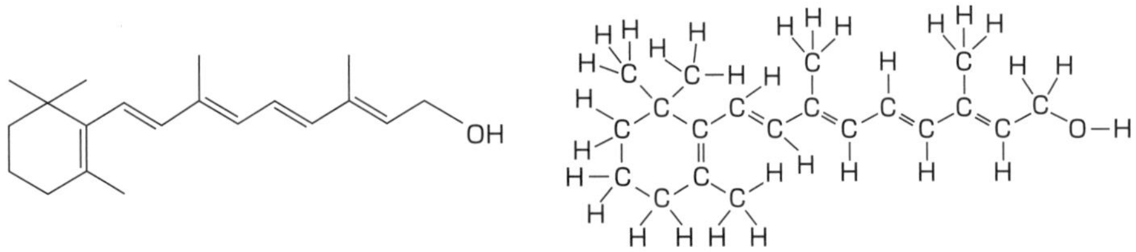

(a)簡略化した構造式　　　　　　　　(b)簡略化していない構造式

図 1-1　レチノールの化学構造式

　図1-1（a）はOH以外の元素記号は省略されているが，図1-1（b）ではレチノール分子を構成するすべての原子と価標が描かれている。このように（b）は正確であるがややわかりにくいために，（a）の簡略化された構造式が一般に用いられるのである。

　化学構造式の簡略化には一定のルールがあるので，それを知っておけば簡略化されていても化学構造式として同等に扱うことができる。

　では簡略化された化学構造式はどのようなルールで簡略化されているのであろうか。それは以下のような簡単なルールである。

ルール１　化学構造式の「角」にはＣ（炭素原子）が省略されている

ルール２　化学構造式の「端」にはＣが省略されている

ルール３　化学構造式の「交点」にはＣが省略されている

ルール４　ＣにＨ（水素原子）が結合している場合のみ，Ｈは省略され，価標も描かない

これらのルールについて，レチノールを例にして説明しよう。

１．ルール１の「角」とは図1-2の矢印が示す頂点である。

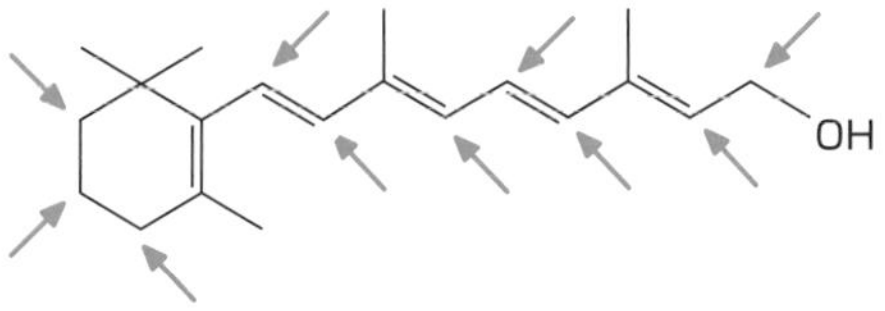

図 1-2　「角」にはＣが省略されている 1

したがって「角にはＣ（炭素原子）が省略されている」のだから，図1-2にＣを書き入れると図1-3となる。

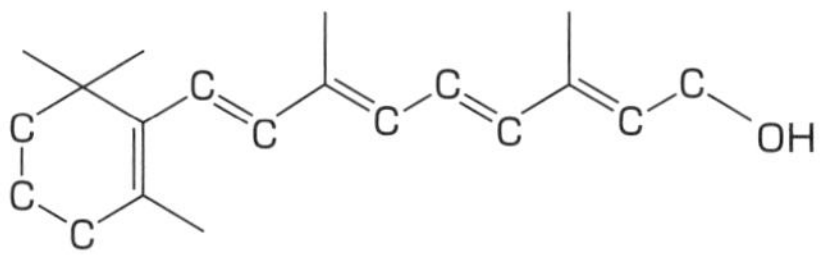

図 1-3　「角」にはＣが省略されている 2

２．ルール２の「端」とは図1-4の矢印が示す直線の末端である。

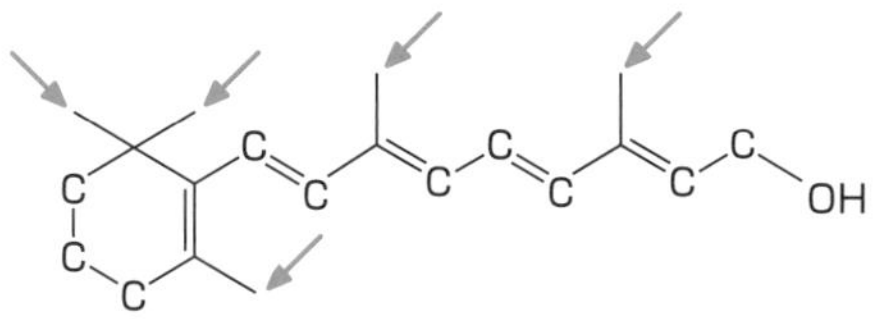

図 1-4　「端」にはＣが省略されている 1

したがって「端にはＣ（炭素原子）が省略されている」のだから，図1-4にＣを書き入れると図1-5となる。

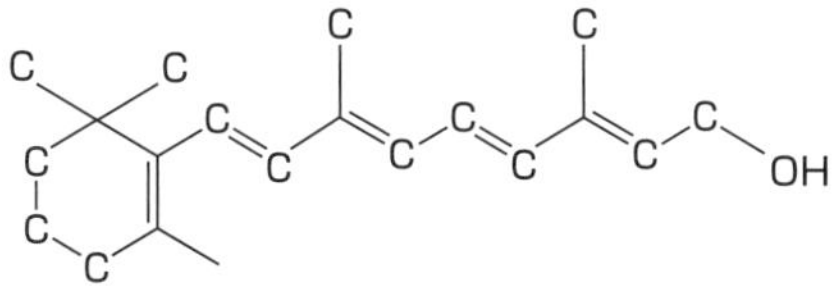

図 1-5　「端」にはＣが省略されている 2

3．ルール3の「交点」とは図1-6の矢印が示す直線が交わる点である。

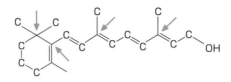

図1-6 「交点」にはCが省略されている 1

したがって「交点にはC（炭素原子）が省略されている」のだから，図1-6にCを書き入れると図1-7になる。

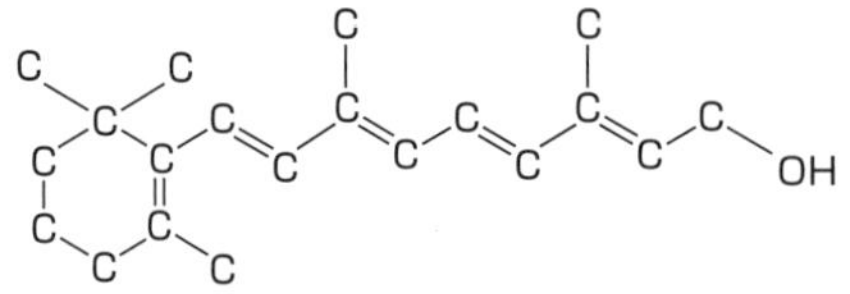

図1-7 「交点」にはCが省略されている 2

ここで，化学構造式で表わされる原子には次のような重要な前提条件がある。

C（炭素原子）は原子価4なので4本の結合で他の原子とつながり，H（水素原子）は原子価1なので1本，O（酸素原子）は原子価2なので2本，N（窒素原子）は原子価3なので3本の結合でつながる。その結合は直線（つまり価標）で表す（表1-1）。

表 1-1 おもな原子の原子価（価標の数）

炭素	C	4
窒素	N	3
酸素	O	2
水素	H	1

したがってルール4として「C（炭素原子）にH（水素原子）が結合している場合のみ，Hが省略され，価標も描かない」を設け，4本あるはずの炭素原子の価標が描かれていない場合は，それがHと結合しているために省略されているということを示す。逆にいうと，ある炭素原子の価標が4本描かれていれば，水素との結合がなく，何も省略されていないのである。また，ルール4で，Hが省略できるのはそれがCに結合しているときだけであり，OやNなどに結合している場合は省略できない。レチノールの例でも右端の-OHでは，Hは省略されていない。

そこで，それぞれのCに付けられている価標の数を数える。価標という直線は原子同士の結合を示すので，たとえば，C-Cは，C-と-Cのようにそれぞれの結合の腕で結合していることを示し，これを重ねて1本の直線で描いている。

　２本の直線で示される結合は，**二重結合** double bond といい，価標２本と数える。

　Ｃの原子価が４なので（前提），たとえば１本の価標しか描かれていなければ，４本のうち３本が省略されていることを示し，３本の価標が描かれていれば，４本のうち１本が省略されていることを示す。そしてそれぞれの省略された価標には H が結合しているのである（ルール4）。

　したがって図1-8は，図1-9のように水素原子を描き表すことができる。

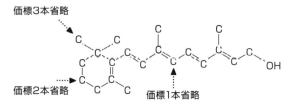

図1-8　Ｃの水素と結合している価標は省略されている 1

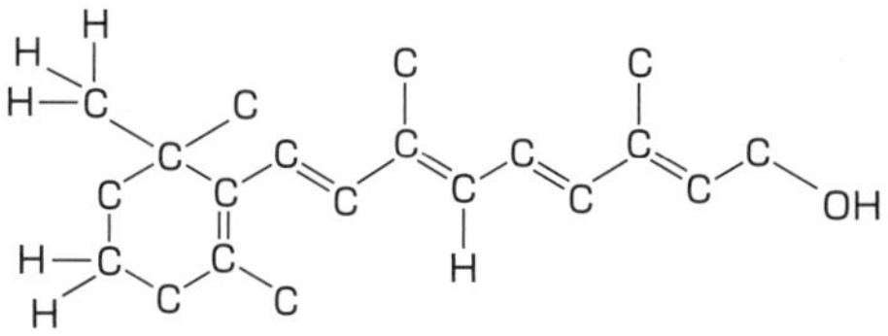

図1-9　Ｃの水素と結合している価標は省略されている 2

　これをすべてのＣに対して考えると，図1-10が得られる。これは省略していない化学構造式で，図1-1(b)と同じである。

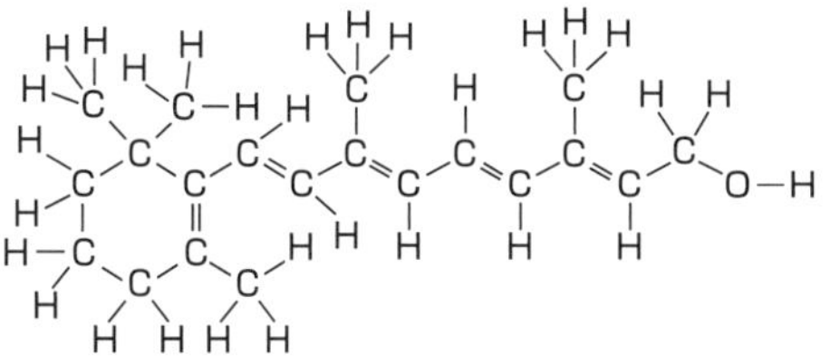

図1-10　レチノールの省略していない化学構造式

　これらのルールは，基本的にどんな化学構造式においても共通である。

　化学構造式からその分子の構造が分かるが，そのとき分子を構成するそれぞれの原子の性質にしたがって分子の性質も理解できる。たとえばその分子が水溶性であるのか，疎水性であるのか，あるいは両親媒性であるのかは，その分子において酸素原子や窒素原子など極性を示す原子の有無と，それが分子のどこに配置されているかによっておおむね知ることが容易である。つまり例えば親水性であれば，それはその分子に溶媒である水分子と水素結合できる構造があるかどうかによって決まり，そういった構造があれば親水性分子といえるのである。

1-1-3　原子の構造と化学式

(1) 原子の構造（ボーアモデル）

　ではなぜ炭素原子の価標が 4 本であり，酸素原子の価標が 2 本なのだろう。それはその原子の構造によって決まっている。

　原子は，**原子核** atomic nucleus とその周囲に存在する陰電子 electron（単に**電子**というときは陰電子をいう）とで構成されている。原子核は，正電荷（＋）を持つ**陽子** proton と電荷を持たない**中性子** neutron とでできている（水素原子は中性子がなく陽子のみであるものが普通）。電子は，陽子よりはるかに小さいが，陽子 1 個の電荷と絶対値が等しい負電荷（−）を持つ。そして基本的に 1 個の原子では，正電荷と負電荷は釣り合っている（±0）。したがって 1 個の原子に含まれる電子の数は，陽子の数と同数である。

　電子は，**原子軌道** atomic orbital と呼ばれる空間に収容される。量子化学の知見によると，原子軌道には大きさやかたちが異なるいくつかの種類があり，それらが層状のグループになっていることがわかっている。それら原子軌道のグループを**電子殻** electron shell という。

　電子殻は，原子核に近い方から K 殻，L 殻，M 殻…と区別されている。電子殻では，それを構成する原子軌道の数によって電子の収容可能な数が決まっており，K 殻では 2 個，L 殻では 8 個，M 殻では 18 個である（n を原子軌道の位置とすると $2n^2$ 個）。それぞれの電子殻は，収容可能な電子数を満たすときもっとも安定である（図 1-11）。ただし，図 1-11 は，原子の構造を表すときによく用いられる古典的な**ボーアの原子模型**（Bohr's model，1913）である。現代では，原子軌道における電子は，小さい粒子として存在しているというより，その存在が確率的に表現される**電子雲モデル** electron cloud model がより実体に近いものと考えられている。

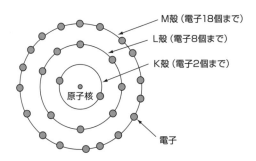

M殻（電子18個まで）
L殻（電子8個まで）
K殻（電子2個まで）
原子核
電子

図 1-11　原子の構造と電子殻（ボーアモデル）

　原子において電子は，内側の K 殻から順に収容される。電子の数は各原子の原子核の陽子数と同じであるから，それぞれの原子ごとに電子数が決まり，電子配置も決まる。この時，電子が存在するもっとも外側の電子殻を**最外殻** outermost shell といい，その電子を**最外殻電子** outermost electron という。最外殻電子のうち，イオン化するときや原子同士の結合に重要な役割を果たす 1 ～ 7 個の電子を**価電子** valence electron という。した

がって電子殻が最大数の電子で満たされている（これを**閉殻** closed shell という）ヘリウムやネオン，アルゴンなどの希ガスには価電子はない。

(2) 原 子 価

原子同士の結合は，この最外殻電子で行われる。つまり，原子の化学的性質は最外殻の電子配置によって決められる。原子同士が，それぞれの最外殻電子から電子を1個ずつ使って共有し，電子対を形成することによって形成される結合を**共有結合** covalent bond という。

水素は，原子核として1個の陽子を持つ最も小さい原子であり，K殻に1個の電子を有する（水素にはこの電子殻しかない）。他の原子の最外殻電子の1個と電子対を作ると，水素原子のK殻に最大数の2個を収容したことになって安定である（図1-12）。つまり，このことは水素が1つの共有結合を作ることを意味する。これを化学構造式で表すときには1本の価標で表す。

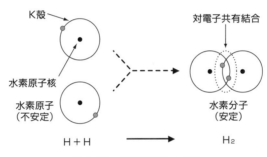

図 1-12 水素分子 H_2 の構造

炭素は，原子番号6の原子で，原子核に6個の陽子を有するので，全電子数も6個である。6個の電子は，まずK殻に最大数の2個，次いでL殻に残りの4個が収容されるので，最外殻はL殻で，最外殻電子は4個である。

このとき，L殻の最大収容可能電子数が8個なので，8個の電子が存在することによって安定するL殻に電子が4個しか存在せず，単独ではたいへん不安定な状態にあることを意味している。つまり炭素原子は安定を求めて他の原子と結合しやすい状態にあるといえる。

このとき，この炭素原子の近くに4個の水素原子が十分に近づくと水素原子はそれぞれの1個の電子を炭素の最外殻に与える。そうすると炭素は自分自身の4個の電子と水素から与えられた4個の電子とを加えて合計8個の電子を最外殻（L殻）に持つことになり，安定化する（図1-13）。このことは炭素原子では4つの共有結合を作ると表現され，したがって4本の価標が描かれるのである。図1-13は，炭素と4つの水素で構成される CH_4，つまりメタン methane という分子である。

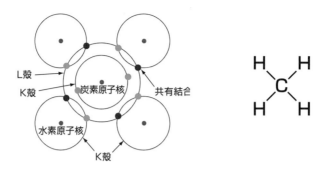

図 1-13　炭素原子と 4 つの水素原子との共有結合

　同様に窒素原子（原子番号 7；陽子数 7，すなわち全電子数 7 個；図 1-14）や酸素原子
（原子番号 8；全電子数 8 個：図 1-15）でも，それぞれの最外殻（いずれも L 殻）に 5 個，
または 6 個の最外殻電子を持つので，この最外殻を満たし安定化するために 3 つ，また
は 2 つの電子対を作ることができる。すなわち，これが窒素原子の価標 3 本，酸素原子
の価標 2 本として表されるのである。図 1-14 は NH_3，つまりアンモニア分子 ammonia
molecule を示し，図 1-15 は H_2O，つまり水分子 water molecule を示している。

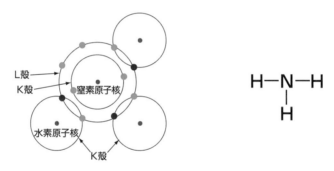

図 1-14　窒素原子と 3 つの水素原子との共有結合

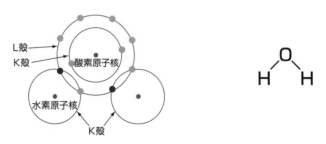

図 1-15　酸素原子と 2 つの水素原子との共有結合

　共有結合では 2 個の原子が共有する電子は常に 2 個ずつであるので，これを**共有電子対**
shared electron pair と呼ぶ。別の表現に言い換えれば，共有結合とは，電子対（電子 2
個）が 2 つの原子に共有されて形成する化学結合である。化学結合の中では共有結合は，
結合する原子が互いに 1 個ずつ電子を出しあうかたちをとる最も強い結合である。

(3) 電 子 式

各原子の最外殻電子（価電子）の配置を，価標ではなく「・」で図解的に明記した化学構造式を**電子式** electron dot diagrams という。電子式では，**非結合電子対** nonbonding electron pair（**非共有電子対** unshared electron pair，**孤立電子対** lone pair ともいう）となっている価電子も表記する。図 1-16 に図 1-13，1-14，1-15 のそれぞれに対応する電子式を示した。

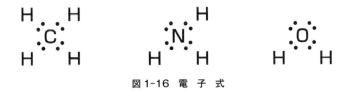

図 1-16 電 子 式

電子式では，非結合電子対が明記されることが特徴で，非結合電子対は窒素原子に 1 組，酸素原子には 2 組存在することが明らかである。非結合電子対は，電子 2 個を一対にして描き，結合する他の原子との共有電子対と合わせて最外殻電子として最大収容数を満たすように描く（つまり閉殻になる）のである。

食品成分に多い炭素や窒素，酸素などの原子の場合，最外殻は L 殻であるので電子の最大収容数は 8 個となる。共有結合を表わす電子を描くときも「対」にして表す。

食品成分や生体物質の性質・振る舞いを決める要因の 1 つに**水素結合** hydrogen bond や**配位結合** coordinate bond があるが，それらは非結合電子対を利用した化学結合である。電子式を用いると，その結合の仕方がよくわかるようになる。

また，近年注目されている過酸化脂質の生成反応やポリフェノールの抗酸化作用には，**不対電子** unpaired electron を持つ化合物として定義される**ラジカル** radical（遊離基 free radical ともいう）が関与する。こういった食品学や生化学で重要なラジカルの関与した現象を理解するためには，分子間における電子のやりとりを記述できるこの電子式を用いることが極めて有用である。

(4) 示 性 式

図 1-17 はアルコール飲料に含まれるエタノール ethanol の構造式である。このように食品に含まれる化合物には炭素や窒素，酸素原子が互いに共有結合し，鎖のようにつながっているものが多い。一方，水素原子は原子価が 1 であるため，それらの原子に付随して結合しているように見えるだろう。

そこでこのような化学構造式に対して，まず炭素のつながりを中心にした「骨格」と，それに付随する枝の部分とを区別して考えることが多い。つまり C-C を骨格とし，-H や -OH はこれに付随するとするのである。このような炭素のつながりに注目するのでこれを**炭素骨格** carbon skeleton という。この炭素骨格の炭素ごとにそれに付随している水素原子の数を順に数えて整理する。

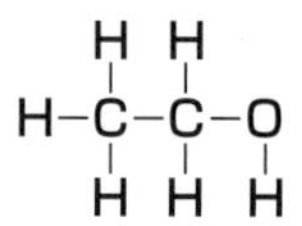

```
    H  H
    |  |
H――C――C――O
    |  |  |
    H  H  H
```

図 1-17　エタノール分子の構造式

　図 1-17 の左端の C には H が 3 個結合しているのでこれを CH_3，あるいは図の向きによっては H_3C と表す。中央の C には H が 2 個と OH が結合しているので，CH_2OH となる。これをまとめると CH_3-CH_2OH（図 1-18），またはより実際のかたちをイメージして H_3C-CH_2OH となる。ここで O や H のように原子 1 個を表すときは数字を省略する。

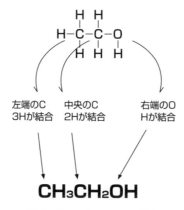

図 1-18　エタノールの示性式

　このように化学構造から特性を示す**原子団** atomic group を抜き出して，ある程度全体の構造を残しながら簡略化した構造式を**示性式** rational formula という。簡略化の程度によっていくつかの書き方が可能である。エタノール分子の例では C_2H_5OH と表すこともできる。この書き方でも炭素が骨格として 2 個つながっていて，それに -OH が結合していることが読み取れる。

(5) 分 子 式

　示性式は，化学構造式を簡略化したものであるが，それをさらに簡略化した化学式を**分子式** molecular formula という。分子式は，原子の種類と数という情報だけを表記する化学式である。

　表記の仕方は，構造式から C（炭素原子）の数をかぞえ，次いで H（水素原子）の数をかぞえる。O（酸素原子）や N（窒素原子）などもそれぞれの元素ごとに数をかぞえる。元素を C，H，N，O，S・・・のアルファベット順に並べて書き，それぞれの元素記号の右下に小さい字でその数を入れる。CH_3CH_2OH（エタノール）なら C_2H_6O となる。元素の数が 1 であるときには 1 は省略して元素記号だけ書けばよい。元素の数が 0 であれば元素記号は書かない。

　ただし，分子式だけではそれがどのような物質であるのかを判断できないことがある。

それは原子の種類や数が同じ物質であっても化学的な性質が異なった物質，すなわち**異性体** isomer が存在するからである。

たとえば，エタノールとジメチルエーテルとは示性式で示すならば，それぞれ CH_3CH_2OH，CH_3OCH_3 となってそれぞれを区別することは可能であるが，分子式で表した場合はどちらも C_2H_6O となって全く区別はつかない。

このように分子式は，分子を構成する原子の種類や数を知ること，分子量を知ることに適しており，一方，化学構造式・示性式は，化学反応など分子の構造とその変化を問題にするときに適している化学式である。

したがって，化学構造式など化学式を学ぶということは，とくにさまざまな実験によって課題を解決しようとするときに威力を発揮し，食品学，生化学，基礎栄養学等の実験科学分野では次のように根本的に大切である。

化学構造式を読み取ることができれば，分子を構成する原子の種類と数とを知ることができる。

化学構造式の原子の種類と数をかぞえれば，分子式を知ることができる。

分子式が知れれば，分子量を知ることができる。

分子量を知ると，1モルの質量がわかる。

1モルの質量が分かれば，適切な濃度の溶液を調製することができる。

食品成分，生体物質の性質や働きを理解するときには，その目的に応じて適切な化学式が用いられるのである。

コラム **分子式から分子量を求める**

分子式が求められればだいたいの分子量を知るのは容易である。ある化学物質の分子量は，分子を構成する原子の原子量の総和である。つまり分子式で示される原子の種類と数から計算すればよいのである。このとき食品や生体物質を構成する原子のうち，炭素（C12），水素（H1），酸素（O16），窒素（N14）などの原子量（概数でよい）は覚えておこう。

例：エタノール　CH_3CH_2OH　の場合，分子式　C_2H_6O

$C12×2+H1×6+O16=24+6+16=46$

分子量は相対質量なので単位はない。

分子量がわかればその分子1モルの質量がわかる。原子量や分子量というのは ^{12}C 原子の相対質量を12と定義したときの原子や分子の相対質量である。つまりある原子の原子量は ^{12}C に対して一定の比を有し，したがってそれらの原子で構成される分子の分子量も ^{12}C に対する比は一定である。したがってその原子や分子をアボガドロ数（$6.02×10^{23}$）個集めたとき，それと同じアボガドロ数個集めた ^{12}C との比も等しい。アボガドロ数個集めた時の原子や分子の単位がモル mol である。つまりある分子の分子量と ^{12}C 原子の相対質量との比は，その分子1モルの質量（モル質量）と ^{12}C 原子のモル質量は等しい。

$$\frac{分子量}{12} = \frac{分子のモル質量}{^{12}C原子のモル質量}$$

^{12}C 原子のモル質量は 12 g/mol なので，これを代入すれば

$$分子のモル質量 = \frac{分子量}{12} \times 12 〔g/mol〕$$

$$= 分子量〔g/mol〕$$

ゆえに分子量に g/mol の単位をつけることによりその分子の 1 モルの質量が得られるのである。

1-2 化学物質の命名法

食品には多種多様の成分が含まれている。それらほとんどは有機化合物であり，それぞれに名称がある。グルコースやリノール酸といったいわば古典的な物質にはそれぞれ特有の名称（慣用名）が与えられている。しかし，詳細な成分分析が行われ，複雑な構造を持つものが明らかになるにつれて，1つひとつの化合物に特有の名称を付与することが不可能となった。そこで現代では化学的な命名のルールに基づいた物質名が用いられている。

物質の命名の基本となるルールは国際純正応用化学連合 International Union of Pure and Applied Chemistry；IUPAC によって制定された系統的な命名法で，これを **IUPAC 命名法**という。IUPAC 命名法は，その名称から化学構造を描き表すことができるように系統立てて詳細なルールが決められているが，複雑な化合物だと，逆にそれだけ複雑な名称となってしまう。そこで実際には，IUPAC 名と慣用名とが混用されている。本書では IUPAC 命名法の詳細については触れないが，基本的な用語の使い方はさまざまな分野でよく登場するので十分に慣れておくことが必要である。

(1) 数を表わす用語

化合物の炭素のつながり（炭素骨格）に注目し，炭素がいくつつながっているかを表現するのが基本的な命名法である。そこで炭素原子などの数を表す用語はギリシア語又はラテン語由来の用語を用いる。表 1-2 に有機化合物の名称によく用いられる数を表す接頭辞を示した。

表 1-2　数を表わす接頭辞 1

1	モノ	mono	6	ヘキサ	hexa	11	ウンデカ	undeca
2	ジ	di	7	ヘプタ	hepta	12	ドデカ	dodeca
							・・・	
3	トリ	tri	8	オクタ	octa	20	イコサ	icosa
4	テトラ	tetra	9	ノナ	nona		・・・	
5	ペンタ	penta	10	デカ	deca	22	ドコサ	docosa
							・・・	

これらは原子の数を表すだけでなく，一般に数を示したいときに用いられる。すなわち，トリペプチドはアミノ酸が3つつながったペプチドを示す。

なお，炭素数 1～4 の炭素鎖を表す場合には，表 1-3 のような別の表現もよく用いられるので暗記しておこう。

表 1-3　数を表わす接頭辞 2

1	メタ	metha
2	エタ	etha
3	プロパ	propa
4	ブタ	buta

（5 以降は表 1-2 と同じ。）

(2) アルカン

炭素と水素だけで構成される単純な化合物を**炭化水素** hydrocarbon という。炭素同士のつながりが鎖状の炭化水素を鎖状炭化水素 chain hydrocarbon，または脂肪酸に見られる構造なので**脂肪族炭化水素** aliphatic hydrocarbon という。

そのうち二重結合を持たない炭化水素を**飽和炭化水素** saturated hydrocarbon といい，これを**アルカン** alkane ともいう。

アルカンの命名は，炭素の数を表す数詞 + ane（alkane の ane）とする。つまり

炭素数　1 =　metha　+ ane　→　methane；a は母音が重なるので外れる。CH_4：メタン

炭素数　2 =　etha　 + ane　→　ethane　　C_2H_6　：エタン

炭素数　3 =　propa　+ ane　→　propane　　C_3H_8　：プロパン

炭素数　4 =　buta　 + ane　→　butane　　C_4H_{10}：ブタン

炭素数　5 =　penta　+ ane　→　pentane　　C_5H_{12}：ペンタン

炭素数　6 =　hexa　 + ane　→　hexane　　C_6H_{14}：ヘキサン

(3) アルケン

また，二重結合を持つ炭化水素を**不飽和炭化水素** unsaturated hydrocarbon といい，二重結合を 1 つ持つ不飽和鎖状炭化水素を**アルケン** alkene という。

アルケンの命名は，炭素の数を表す数詞 + ene とする。つまり

炭素数 1 は二重結合がないので含めない

炭素数　2 =　etha　 + ene　→　　　ethene　C_2H_4　：エテン

炭素数　3 =　propa　+ ene　→　　　propene　C_3H_6　：プロペン

炭素数　6 =　hexa　 + ene　→　　　hexene　C_6H_{12}　：ヘキセン

このことから物質名に –ene が付いているものは，一般に二重結合を有するということが類推されるであろう。

(4) アルキル基

飽和炭化水素（アルカン）のある 1 つの炭素から H（水素）が 1 つはずれて，その炭素に空いた原子価を用いて他の原子に結合するときの名称を**アルキル基** alkyl group という。アルキル基は，数詞に –yl をつけて表される。アルキル基は，総称として **R** という記号で表されることも多い。

CH_4 methane から H（水素）が 1 つはずれた CH_3- なら，metha + yl　→　methyl と

なり（a は母音が重なるので外れる），これを**メチル基** methyl group という。

methane	CH_4	: CH_3-	methyl	:メチル
ethane	C_2H_6	: C_2H_5-	ethyl	:エチル
propane	C_3H_8	: C_3H_7-	propyl	:プロピル
butane	C_4H_{10}	: C_4H_9-	butyl	:ブチル
pentane	C_5H_{12}	: $C_5H_{11}-$	pentyl	:ペンチル
hexane	C_6H_{14}	: $C_6H_{13}-$	hexyl	:ヘキシル

(5) 官　能　基

有機化合物の構造には特徴的な部分構造を持つものが多い。それらの部分構造をグループ分けして区別し，それらを**官能基** functional group と呼ぶ。表1-4 に代表的な官能基を示した。官能基の名称と構造を暗記しよう。食品成分の性質は官能基で決まるので，官能基を理解しておくことは大変重要である。

食品や生体に含まれる多種多様な有機化合物は，これらの用語を組み合わせて命名されているものが多い。聞き慣れないカタカナの名称も，どの用語が用いられているのか，その用語からどんな化合物であるかを考えてみよう。

このように多くの有機化合物では，その名称からその構造やある程度の性質といった情報を読み取ることができる。

表 1-4　官能基などの名称と構造

名　称		構　造
アルキル基	alkyl group	$-(CH_2)_n-CH_3$, $-R$
ヒドロキシ基（水酸基）	hydroxy group	$-OH$
カルボニル基	carbonyl group	$\overset{O}{\overset{\|}{-C-}}$
アルデヒド基	aldehyde group	$\overset{O}{\overset{\|}{-C-H}}$
カルボキシ基	carboxy group	$\overset{O}{\overset{\|}{-C-OH}}$
ケトン基	ketone group	$\overset{O}{\overset{\|}{C-C-C}}$
アシル基	acyl group	$\overset{O}{\overset{\|}{-C-R}}$
フェニル基	phenyl group	⬡
アリール基	allyl group	$-CH_2-CH=CH_2$
アミノ基	amino group	$-NH_2$
二重結合	double bond	$-C=C-$
エーテル結合	ether bond	$-C-O-C-$
エステル結合	ester bond	$\overset{O}{\overset{\|}{-C-O-}}$
アミド結合	amide bond	$\overset{O}{\overset{\|}{-C-\underset{H}{N}-}}$

2 食品の一次機能

　食品の特性は大きく3つの機能に分類される。第一の機能（一次機能）は生命に必須な栄養素の供給源となることである。栄養素の機能として次の3つがあげられる。1）体を作る。2）エネルギーを作る。3）体の機能（代謝）を調節する。栄養素は体を作り，円滑に機能させるための基礎となる。第二の機能（二次機能）はヒトが食するための嗜好性の良さであり，味の良さや色，香り，テクスチャー（物性）などが関わっている。テクスチャーとは歯触りや舌触りといった食品を食べた時の感触に関わる特性である。第三の機能（三次機能）はヒトの健康や疾病予防に関わる成分を含んでいることである。このような機能を生体調節機能といい，一次，二次機能の他に新たに認められた食品の機能である。生体調節機能を持つ成分の摂取は体の調子を整えるために大切である。

2-1　水　分

2-1-1　水とは

　水 water は栄養素ではないが，生物の組織の重要な構成成分であり，植物や動物を起源とする食品には多かれ少なかれ水が含まれている（表2-1）。食品の水は，外観，保存性などに大きく影響し，とくに野菜などの生鮮食品では，収穫後の蒸散によって水が失われると品質が低下するので，水の含量が鮮度の指標となっている。また，物性の面で食品固有の食感の鍵をにぎっている。例えば，食品を乾燥するとかたさや粘りなどの食感が大きく変わり，乾燥した食品に水を加えると元の状態のように戻る（極端に乾燥した場合などは戻らないこともある）。

表 2-1　主な食品の水分含量（%）

穀　類	12〜16	豚・牛肉	45〜75	プロセスチーズ	45
豆　類	12〜16	卵　類	72〜75	エダムチーズ	41
いも類	69〜80	乳　類	86〜88	ゴーダチーズ	40
野　菜	86〜97	魚　類	68〜80	食パン	38
果　実	76〜90	貝　類	70〜86	アンパン	36

　一方，われわれ成人の体組成をみると水が体重の50～60％を占めているが，尿など
で1日に体内から失われる量は2,000～2,500 mLに及び，この損失量を飲料水（1日約
1,500 mL）とともに食品中の水（1日約800 mL）で補っている（表2-2）。

表2-2　人体の水分の出納（1日当たり mL）

入（摂取）		出（排泄）	
飲料水	800～1,300	尿	1,000～1,500
食品中の水	1,000	不感蒸散（呼気など）	800
代謝水[*1]	200	糞，その他	200
計	2,000～2,500	計	2,000～2,500

*1　代謝水とは，摂取した栄養素（炭水化物，脂質，たんぱく質）の酸化
により生じる水である

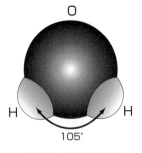

図2-1　水分子の構造

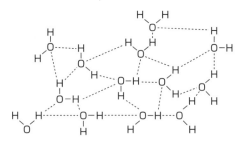

図2-2　水分子同士のつながり

(1) 水の特性

　水分子 H_2O は，酸素原子と2個の水素原子が105°の角度で共有結合している（図
2-1）。このとき，酸素原子の電気陰性度が大きいので水素原子側の電子は酸素側に移動
し，また酸素原子には非共有電子対（非結合電子対）も存在するので，水分子全体をみる
と水素側はやや正に帯電し，酸素側はやや負に帯電している。つまり，水分子は正，負の
極をもつ双極子であり，この**極性** polarity をもつことがさまざまな水の特徴につながっ
ている。水分子が集まると，分子間で近接する2個の酸素原子は水素原子を仲立ちとして
弱い結合（**水素結合** hydrogen bond という）をつくり，水全体が網の目のようになる（図
2-2）。氷の場合は水素結合が多くなるが，水蒸気では温度が高いため水素結合がなくなる
ので水分子は自由に動き回ることができる。このような分子同士の結合（分子間力）が強
いので，水は沸点，融点，比熱，熱伝導度，表面張力などが他の物質に比べて大きく，生
体や食品にとって有利な特性となっている。水は4℃で最大の密度を示し，氷になると密
度が小さくなって膨張するため，生の食品を凍結すると膨張した氷が組織を破壊し，解凍
時にドリップが生じる原因となる。

(2) 自由水と結合水

　食品には，炭水化物，たんぱく質，アミノ酸，有機酸，フェノールなど，親水性の水酸
基（-OH），アミノ基（-NH₂），カルボキシ基（-COOH）をもつ成分が含まれるが，食品

　食品を凍結する際，水は −1〜−5℃の温度帯で最も大きな氷結晶を形成するため，この温度帯は最大氷結晶生成帯 zone of maximum ice crystal formation といわれている。この温度帯を素早く通過させると大きな氷結晶ができにくくなるので，氷結晶による組織細胞の破壊を抑制できる。ドリップとは，凍結した食品を解凍する際に，破壊された細胞から味や栄養に関する成分が流出する現象をいう。したがって，食品の品質低下につながるドリップを防ぐには，最大氷結晶生成帯を素早く通過する "急速冷凍" が好ましいことになる。

中の水は，これらの成分の親水基と結合している**結合水** bound water と，結合していない**自由水** free water とに分けられる。結合水は，さらに成分分子の表面に直接，層状に固定されている水（単分子層吸着水）と，単分子層の外側を取り囲む準結合水（多層吸着水）に分けて考えられているが，実際には明確な区別ができる状態で存在しているわけではなく，連続的な状態で混在している（図2-3）。いずれも水分子としての運動は制限されており，酵素反応や微生物に利用されたり，あるいは溶媒として作用することはほとんどない。高温に加熱しても蒸発しにくく，冷凍しても凍結しにくい。一方，自由水は水分子の運動が自由で，化学変化や酵素反応がその中で行われ，微生物の繁殖にも利用される。乾燥食品の製造では，一般に自由水は除かれるが，結合水は残っている。自由水が減少すると保存性は高まるが，結合水まで除いてしまうと食品としての価値が失われる。

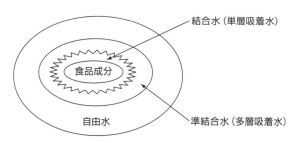

　　　　　　　　　　　　　　　　　　　　　　　結合水（単層吸着水）

食品成分

自由水　　　　　　　　　　　　　　　　　　　　準結合水（多層吸着水）

図2-3　自由水と結合水

(3) 水　分　活　性

　水分含量の低い乾燥食品は大気中の水蒸気を吸収（吸湿）して水分含量が増加しやすく，逆に水分含量の高い生鮮食品は蒸発により水分含量が減少しやすい。つまり，ある食品の水分含量は，大気中の温度や湿度によって変動し，常に一定の値を示すものではない。また，2つの食品が同じ水分含量であっても，結合水が多いか，自由水が多いかで，化学変化や微生物増殖の速度に違いが出てくる。したがって，食品の変化と水分の関係を理解するには，水分含量を指標とするのは適当でなく，自由水と結合水に関する情報が必

要である。

　自由水と結合水について，**水分活性** water activity（略号 A_w）が求められ，指標とされている。水分活性とは，一定の温度における純水の蒸気圧（P_0）と食品の蒸気圧（P）との比と定義されている。

$$A_w = \frac{P\ （食品の蒸気圧）}{P_0\ （純水の蒸気圧）}$$

　密閉した容器内の水は，時間が経過すると水分子としてその容器内の空間を飛び回り，容器の壁にぶつかることで圧力を加える。一定の温度で，一定の面積にぶつかる水分子の数，すなわち圧力は平均すると一定となる。この圧力が蒸気圧である。食品中の水で，空間を自由に飛び回るのは自由水であるから，自由水の割合が多いと蒸気圧が大きくなり，逆に結合水が多いと蒸気圧は小さくなる。P が P_0 より大きくなることはないので，常に

$$A_w < 1$$

となる。主な食品の水分活性を表 2-3 に示す。水分活性と水分含量（表 2-1）を比較すると，必ずしも相関していないことがわかる。

表 2-3　主な食品の水分活性

穀　　類	0.60〜0.65	肉　　類	0.96〜0.98
豆　　類	0.60〜0.66	牛　　乳	0.98
野　　菜	0.95〜0.99	魚 介 類	0.96〜0.98
果　　実	0.95〜0.99	パ　　ン	0.96
はちみつ	0.74〜0.80	ジャム	0.80〜0.90

　次に，水分活性と脂質の酸化反応，微生物の生育度合の関係を図 2-4 に示す。各種微生物が成育できる水分活性の下限は，細菌 0.90，酵母 0.85，カビ 0.80 である。そこで水分活性を 0.80 以下にすると微生物の成育を抑えることができるが，0.3 以下では酸素分子が食品に浸透しやすくなるため，酸化反応の速度はむしろ大きくなる。水分活性が 0.65〜0.85 の食品を**中間水分食品** intermediate moisture food（IMF）と呼ぶ。食品の水分活性を低下するために，乾燥や冷凍によって自由水を減らすこと，あるいは塩，糖，アルコールなどを加えることで結合水を増やすことが実際に行われている。

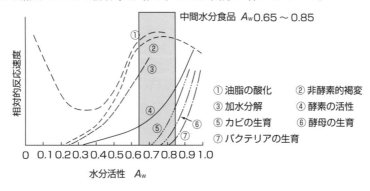

図 2-4　水分活性と反応（酸化）速度および微生物の生育度合

> **コラム**　中間水分食品　intermediate moisture food（IMF）
>
> 水分活性が 0.65〜0.85，水分含量が 10〜40％の状態にある食品で，微生物の増殖がかなり抑えられ，水などで復元しなくてもそのまま食べることができることを特徴とする食品をいう。干し柿，干しぶどう，干し魚などの乾燥させた食品，ようかん，ジャム，ゼリー，つくだ煮などの砂糖を加えた食品などがある。

（4）食品中の水と浸透圧

　だいこんやきゅうりを塩もみするとしおれた状態になり，千切りしただいこんを水にさらすとしゃきっと歯ごたえが出る。この現象は，細胞内の水の出入りによって起こる。

　水のような小さな分子は通すが，食塩のような大きな分子は通さないという性質をもつ膜を半透膜という。半透膜を隔てて濃度の異なる2つの溶液があると，濃度の低い溶液が高い溶液の方へ移動して濃度を薄めようとする。植物の細胞膜は半透膜であり，細胞内には各種成分が溶けているので細胞が水中に置かれると水が細胞内に移動して膨張する。千切りしただいこんがしゃきっとする理由である。一方，塩もみの場合は，細胞内に溶けている成分の濃度より外部の食塩濃度が高いため，細胞内の水は外へ移動する。細胞内，外の水の移動によって体積が変化すると圧力に差が生じるが，これを**浸透圧** osmotic pressure という（図 2-5）。

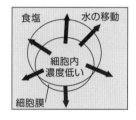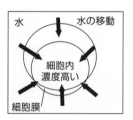

図 2-5　浸透圧

2-2　たんぱく質

2-2-1　生命維持に不可欠のたんぱく質

　わたしたちが摂取している食品は，食塩などの鉱物を除き，動物，または植物，あるいは微生物であり，それらはすべて生き物である。生き物を構成するあらゆる細胞にとって，たんぱく質は不可欠の生体成分である。**たんぱく質** protein は，動物の筋肉や結合組織（腱など），体表，毛髪の主成分であり，血流に乗って酸素や各種栄養成分を輸送する。生体内の化学反応の触媒となる酵素は，すべてたんぱく質である。

　たんぱく質には膨大な種類が存在し，それぞれ異なる**かたち**をしている。そしてそのかたちによって異なった機能を持っている。つまりたんぱく質のかたちが，たんぱく質の機能を決定している。したがってたんぱく質の機能について考察するときには，たんぱく質

のかたちとその変化を理解することが重要である。

　食品におけるたんぱく質は，消化されてアミノ酸になるので，その役割は主として生体のたんぱく質を再構成する栄養素としてのアミノ酸類の供給である。それ以外にも食品の香味成分を生成する酵素作用やパンの食感を作り出す作用といった重要な働きを持っている。

　たんぱく質は，数百から数千のアミノ酸が**ペプチド結合**した巨大な分子であり，そこでポリペプチドとも呼ばれる。2-2-3で述べるようにペプチド結合は，アミノ酸分子間でそのカルボキシ基とアミノ基が脱水縮合することによって生成するアミド結合であるが，アミノ酸同士の結合については特にペプチド結合という。だからたんぱく質の機能や特性は，構成するアミノ酸の種類とその結合順序によって決定されている。

　たんぱく質を構成するアミノ酸の種類は，栄養的評価指標であるアミノ酸スコアとして評価される。そこでまずアミノ酸がどういう物質であるのか説明しよう。

(1) アミノ酸

　ほとんどすべてのたんぱく質は，20種類の**アミノ酸** amino acid のさまざまな組合せとして成り立っている。アミノ酸は自然界に700種以上も存在しているが，たんぱく質分子を構成しているのはそのうちのわずか20種だけである（表2-4）。

　たんぱく質を構成するアミノ酸の中には，私たちヒトが食品から摂取しなければならない9種のアミノ酸があり，これを**必須アミノ酸** essential amino acid という。たんぱく質（アミノ酸）が重要な栄養素であるにもかかわらず，ヒトがこの9種のアミノ酸を自ら合成できないという理由は，ヒトはその進化の過程でこれらのアミノ酸を食物から効率的に摂取できるようになり，そのためそれらの生合成能力を放棄し，失ったことによると考えられている。

1) アミノ酸は両性イオンである

　自然界のアミノ酸分子は，その名の通り，アミノ基と酸（カルボキシ基）という共通の分子構造を持っていて，アミノ基，カルボキシ基，水素原子，およびしばしばR（residue）で表される側鎖 side chain で構成されている（図2-6）。たんぱく質を構成するアミノ酸は，すべてカルボキシ基が結合している炭素原子（これはカルボキシ基から数えて1番目なのでα位の炭素原子，省略して**α炭素**という）にアミノ基も結合しているアミノ酸（言い換えればアミノ基をα位に有するカルボン酸）であり，そこでこれを**α-アミノ酸**という。動植物の生理的 pH 付近（pH 7.1〜7.4）では，α炭素に結合しているアミノ基は，$-N^+H_3$として，またカルボキシ基は$-COO^-$として電荷を有するかたちで存在していて，このことは生体内ではアミノ酸分子は完全にイオン化しており，イオンとしての性質を有することを示している（図2-7）。このようにアミノ酸は1つの分子の中に酸（H^+を与えるもの）と塩基（H^+を受け取るもの）との両方を有する**両性電解質** ampholite としてふるまう。また，生理条件下（pH 7.1〜7.4）のアミノ酸のように1つの分子中に，正と負の両方の電荷を持つイオンのことを**両性イオン** zwitterion（あるいは双極イオン dipolar

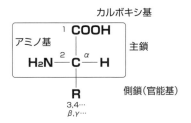

図 2-6　α-アミノ酸の基本構造

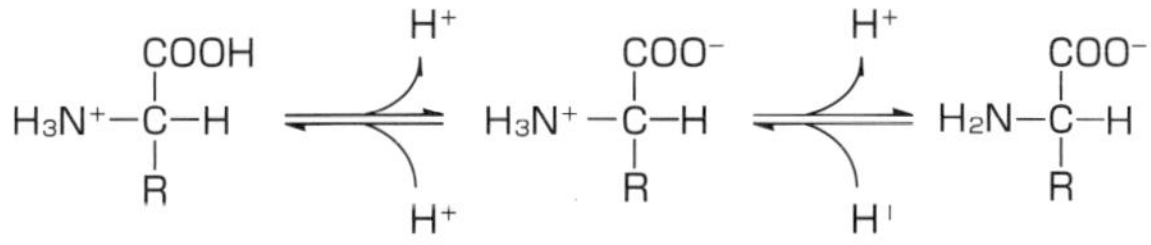

H3N+-C-H $\overset{H^+}{\underset{H^+}{\rightleftarrows}}$ H3N+-C-H $\overset{H^+}{\underset{H^!}{\rightleftarrows}}$ H2N-C-H

図 2-7　アミノ酸のイオン化

ion）という。アミノ酸やたんぱく質の化学的特徴はこのような共通した性質に基づいている。たんぱく質を構成する α-アミノ酸は 20 種類あるが，それらの違いは**側鎖**（R 基）の化学的性質によるものであり，したがって側鎖はたんぱく質分子全体の性質も決める重要な部分構造である。

2）アミノ酸の性質は側鎖が決める

アミノ酸は，その化学的性質に基づいていくつかに分類されるが，表 2-4 では，側鎖の**極性**によって分類されている。極性は，分子内に酸素原子や窒素原子など電気陰性度の高い元素が含まれると，電子密度に偏りが生じ，その結果，分子にわずかな電荷の偏りが生じることによって与えられる性質である。水分子も極性分子であるため，極性側鎖をもつアミノ酸は**親水性アミノ酸**，極性をもたない側鎖のアミノ酸は**疎水性アミノ酸**である。したがってこの分類は，たんぱく質分子内で親水性であるか，疎水性であるかといったアミノ酸の役割を考えるときに便利である。

一方，側鎖にカルボキシ基やアミノ基など解離基（水溶液にしたときにイオンとなる構造）を持つか持たないかにより，**酸性アミノ酸**，**中性アミノ酸**，**塩基性アミノ酸**と分類することもできる（表 2-5）。この分類は，たんぱく質の凝集性に関与するたんぱく質表面の電荷を考えるときに便利である。

3）グリシン以外のアミノ酸には 2 つの立体異性体がある

図 2-6 の化学構造を見ると，α-炭素にはカルボキシ基，アミノ基，水素，および側鎖（R 基）という異なる四種類の原子または原子団が結合していて，このことが α-アミノ酸に共通の特徴である。炭素原子の 4 つの原子価にそれぞれ異なった原子または原子団が結合した分子を考えると，その分子には**鏡像異性体** enantiomer と呼ばれる立体異性体 stereoisomer が必ず生じる。こういう場合の炭素原子を**不斉炭素原子** asymmetric carbon atom，あるいは**キラル中心** chiral center といい，鏡像異性体が生じる性質を**キラリティー** chirality（ギリシャ語の「手」を意味する cheir に由来する）という。

表2-4　たんぱく質を構成しているアミノ酸（1）極性による分類（左端の炭素が α 炭素）

疎水性（非極性）側鎖をもつアミノ酸		親水性（極性）側鎖をもつアミノ酸	
アミノ酸	側　鎖	アミノ酸	側　鎖
グリシン（Gly）	HC–H	L-セリン（Ser）	HC–CH₂–OH
L-アラニン（Ala）	HC–CH₃	L-トレオニン（Thr）	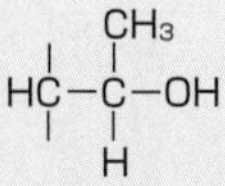 HC–C–OH（CH₃, H）
L-バリン（Val）	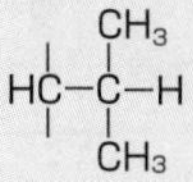 HC–C–H（CH₃, CH₃）	L-チロシン（Tyr）	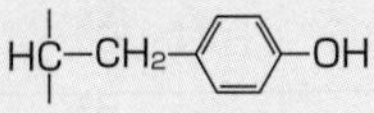 HC–CH₂–⬡–OH
L-ロイシン（Leu）	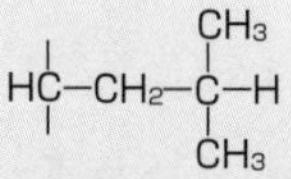 HC–CH₂–C–H（CH₃, CH₃）	L-システイン（Cys）	HC–CH₂–SH
L-イソロイシン（Ile）	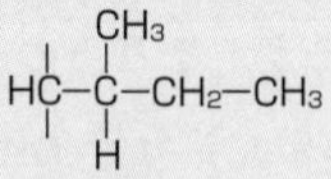 HC–C–CH₂–CH₃（CH₃, H）	L-アスパラギン（Asn）	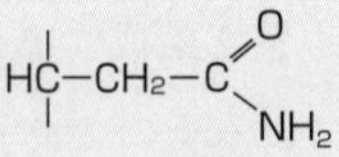 HC–CH₂–C(=O)–NH₂
L-プロリン（Pro）	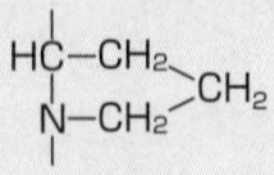 HC–CH₂ ... N–CH₂–CH₂	L-グルタミン（Gln）	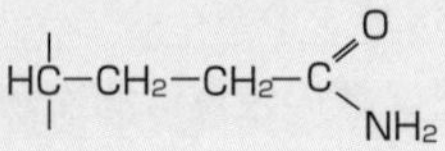 HC–CH₂–CH₂–C(=O)–NH₂
L-フェニルアラニン（Phe）	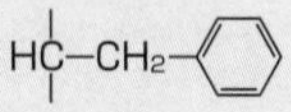 HC–CH₂–⬡	L-アスパラギン酸（Asp）	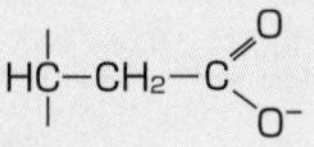 HC–CH₂–C(=O)–O⁻
L-トリプトファン（Trp）	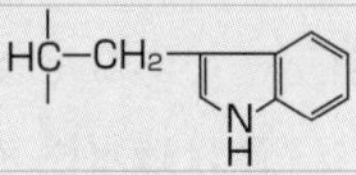 HC–CH₂–（インドール環）	L-グルタミン酸（Glu）	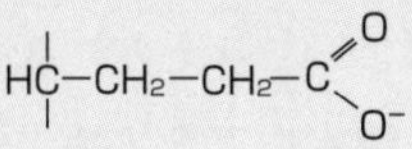 HC–CH₂–CH₂–C(=O)–O⁻
L-メチオニン（Met）	HC–CH₂–CH₂–S–CH₃	L-リシン（Lys）	HC–CH₂–CH₂–CH₂–CH₂–N⁺H₃
		L-ヒスチジン（His）	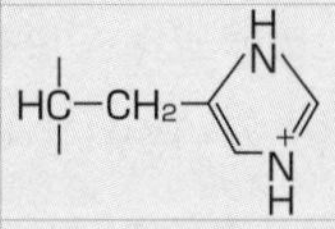 HC–CH₂–（イミダゾール環）
		L-アルギニン（Arg）	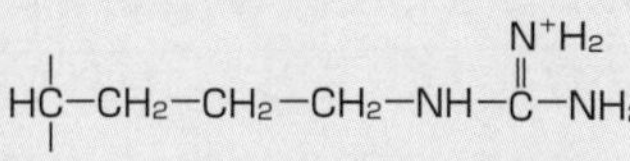 HC–CH₂–CH₂–CH₂–NH–C(=N⁺H₂)–NH₂

図 2-8 は，アミノ酸の鏡像異性体を示している。不斉炭素原子（これを C* で表すことが習慣である）を中心とし，四種類の原子または原子団をそれぞれ四方向に配置すると，

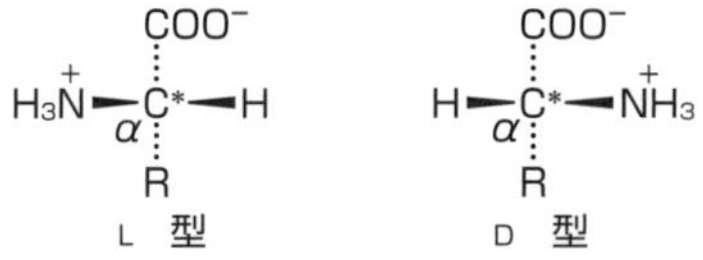

$$H_3\overset{+}{N}–\overset{\alpha}{C^*}–H \qquad H–\overset{\alpha}{C^*}–\overset{+}{N}H_3$$

COO⁻ … R … L 型　　　　COO⁻ … R … D 型

図 2-8　アミノ酸の鏡像異性体

表2-5 たんぱく質を構成しているアミノ酸（2）解離性による分類（左端の炭素がα炭素）

分　類		名　称	略号 [*1]	側鎖（R）構造
塩基性アミノ酸		L-アルギニン	Arg（R）	$HC-(CH_2)_3-NH-C=\overset{+}{N}H_2$ の下に NH_2
		L-リシン	Lys（K）	$HC-(CH_2)_4-\overset{+}{N}H_3$
		L-ヒスチジン	His（H）	$HC-CH_2-$ イミダゾール環
酸性アミノ酸		L-アスパラギン酸	Asp（D）	$HC-CH_2-COO^-$
		L-グルタミン酸	Glu（E）	$HC-CH_2-CH_2-COO^-$
中性アミノ酸	酸性アミノ酸の アミド	L- アスパラギン	Asn（N）	$HC-CH_2-C\overset{NH_2}{\underset{O}{}}$
		L-グルタミン	Gln（Q）	$HC-CH_2-CH_2-C\overset{NH_2}{\underset{O}{}}$
	脂肪族アミノ酸	グリシン[*2]	Gly（G）	$HC-H$
		L-アラニン	Ala（A）	$HC-CH_3$
	分枝鎖 アミノ酸	L-バリン	Val（V）	$HC-CH\overset{CH_3}{\underset{CH_3}{}}$
		L-ロイシン	Leu（L）	$HC-CH_2-CH\overset{CH_3}{\underset{CH_3}{}}$
		L-イソロイシン	Ile（I）	$HC-CH\overset{CH_3}{\underset{CH_2-CH_3}{}}$
	ヒドロキシ （オキシ） アミノ酸	L-セリン	Ser（S）	$HC-CH_2-OH$
		L-トレオニン	Thr（T）	$HC-CH\overset{OH}{\underset{CH_3}{}}$
	含硫アミノ酸	L-システイン[*3]	Cys（C）	$HC-CH_2-SH$
		L-メチオニン	Met（M）	$HC-CH_2-CH_2-S-CH_3$
	芳香族アミノ酸	L-フェニルアラニン	Phe（F）	$HC-CH_2-$ ベンゼン環
		L-チロシン	Tyr（Y）	$HC-CH_2-$ ベンゼン環 $-OH$
		L-トリプトファン	Trp（W）	$HC-CH_2-$ インドール環
	イミノ酸	L-プロリン[*4]	Pro（P）	ピロリジン環

*1：一文字表記を示す
*2：側鎖がHなので光学異性体は存在しない
*3：システインの-SHで2分子が結合したものはシスチンである。
*4：たんぱく質の構成ではアミノ酸であるが単独ではイミノ酸である。
青文字は必須アミノ酸

2つの異なった配置が存在することがわかるだろう。この2つの分子は，ちょうど向き合った右手と左手の関係と同じように，互いに重ね合わせることができない鏡に映った像のような対称性を持っている。このような2つの分子を互いに鏡像異性体であるというのであり，分子量は同じであるが分子内の原子の配置が異なる立体異性体である。

グリシンは，側鎖が水素原子であり，α炭素に2つの水素原子が結合しているためキラリティは持たないので，グリシンを除いてこれ以外のたんぱく質を構成するアミノ酸のα炭素はすべて不斉炭素原子であり，鏡像異性体が存在する。そこでこの2つの立体異性体を区別するために，グリセルアルデヒドの化学構造（図2-9）を基準とした表記法が用いられている。

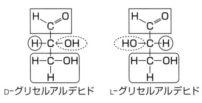

D-グリセルアルデヒド　　L-グリセルアルデヒド

図 2-9　グリセルアルデヒドの化学構造

図2-8のように，アミノ酸のカルボキシ基を上に置き，側鎖を下に置いて作図したとき，アミノ基がL-グリセルアルデヒドの水酸基と同じ配置である場合，これを**L-α-アミノ酸**とする。

たんぱく質を構成するアミノ酸の中にはキラリティを持たないグリシンがあるので，たんぱく質を構成するアミノ酸がすべてL-α-アミノ酸であるというわけではないが，グリシンを除けばたんぱく質を構成するアミノ酸はL-α-アミノ酸である。

4) 生体にはD型アミノ酸も存在する

たんぱく質を構成するアミノ酸は，グリシンとL-アミノ酸であるが，自然界にはD-アミノ酸も見いだされている。最初に，細菌の細胞壁や放線菌の生産する抗生物質の中にあることが示され，すでに20種類以上が哺乳類を含むさまざまな生体組織で見いだされており，その生理機能について研究が進められている。細菌など微生物に見いだされるD-アミノ酸誘導体は，他の生物由来のペプチダーゼで分解されないということから，微生物にとって防御的意義を持つのではないかと考えられている。したがって発酵食品であるみそ，しょうゆ，納豆，パン，酒類などの微生物利用食品には比較的多量の遊離D-アミノ酸が含まれ，D-アラニン，D-アスパラギン酸，D-グルタミン酸などが知られている。**遊離アミノ酸**とは，それがたんぱく質を構成せずアミノ酸として存在しているものをいう。しかしながら食品として摂取したこれらD-アミノ酸がヒトの健康に与える影響についてはまだ十分には理解されていない。

5) アミノ酸スコア

食品中のたんぱく質の栄養価は，その構成アミノ酸の種類と量とによって決定される。基礎栄養学で学ぶようにたんぱく質の栄養価の指標にはいくつかあるが，**アミノ酸スコア**

amino acid score は化学的に評価する化学価 chemical score の１つである。アミノ酸スコアは，必須アミノ酸の含有量の，FAO/WHO（1973），FAO/WHO/UNU（1985，2007）が示した**アミノ酸評点パターン** amino acid scoring pattern に対する相対値として表される。アミノ酸評点パターンは，アミノ酸平均必要量（mg/kg/日）のたんぱく質平均必要量（g/kg/日）に対する比として算出されたものである。そのため人のたんぱく質平均必要量が変化するとアミノ酸評点パターンも変更される。現在ではたんぱく質の消化率を考慮したアミノ酸スコア protein digestibility corrected amino acid score, PDCAAS が推奨されている。

　アミノ酸スコアは，各食品の総窒素１g当りの必須アミノ酸含有量（mg）を実際に測定して求め，それぞれをアミノ酸評点パターンの数値（総窒素１g当りの mg）で除して％として求めたものである。含有量は粗たんぱく質１g当りで求められることもある。その値を**アミノ酸価**（ケミカルスコア）とし，これが 100 より小さいアミノ酸を**制限アミノ酸** limiting amino acid という。その中でもっとも小さい値を持つアミノ酸を**第一制限アミノ酸**とし，その値をその食品のアミノ酸スコアとする。制限アミノ酸が存在しない場合（つまり全ての必須アミノ酸含有量がアミノ酸評点パターンを上回っている）はアミノ酸スコア 100 とする。

　通常，アミノ酸スコアを表示する場合は，第一制限アミノ酸の種類も合わせて示される。一般に植物性食品のアミノ酸スコアは小さい傾向にあり，動物性食品はほぼ 100 である。

2-2-2　ペプチド

(1) ペプチドの構造

1) アミノ酸が脱水縮合して連結しペプチドができる

　たんぱく質は，20 種類の α-アミノ酸が直鎖状につながって形成されているが，そのつながり方には特徴的な共通構造がある。

　L-アラニンと L-セリンを例にすると，この２つが結合する場合，図 2-10 のように反応する。ここでは図 2-8 で示したアミノ酸の向きを少しずらし，α-炭素の両側にアミノ基とカルボキシ基を配置している。この反応で，L-アラニンのカルボキシ基の -OH と L-セリンのアミノ基の -H とが，H_2O として外されて $-C_a-\overset{\overset{\text{O}}{\|}}{C}-\underset{\text{H}}{N}-C'_a-$ という新たな結合が生じる。このようなアミノ基の水素がアシル基で置換された構造を有する化合物は，一般に**アミド** amide と呼ばれるが，とくに α-アミノ酸同士のカルボキシ基とアミノ基との反応で生じる結合を**ペプチド結合** peptide bond という。その結果，L-アラニル -L- セリン L-alanyl L-serine というジペプチド dipeptide が生じる。この反応は，脱水（H_2O として外されること）を伴って，その H_2O に相当する原子が除かれ分子全体として少し縮みながら連結することから**脱水縮合反応** dehydration-condensation reaction といい，このような様式でアミノ酸が多数連結していく反応を**縮合重合** polycondensation という。ペプ

チドやたんぱく質はこのような縮合重合で α-アミノ酸が連結したものであり，ペプチドやたんぱく質という用語は，主に連結したアミノ酸の数の違いを意味する表現である。

　ペプチドやたんぱく質を構成する 1 つひとつのアミノ酸は，遊離状態のアミノ酸と区別して，**アミノ酸残基** amino acid residue といい，たとえばたんぱく質のアラニン残基などと用いる。

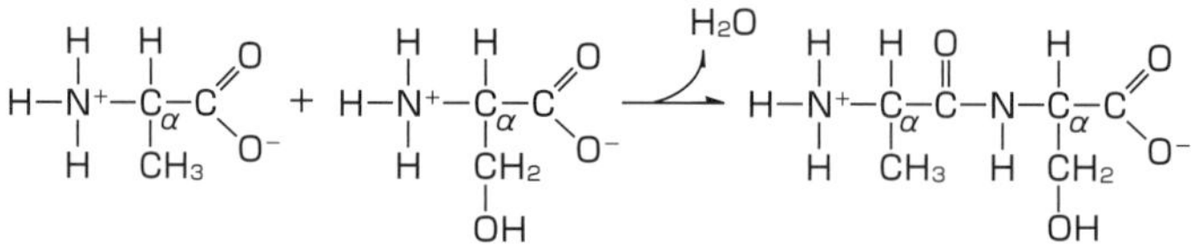

L-アラニン　　　　　　L-セリン　　　　　　　　　　L-アラニル-L-セリン

図2-10　L-アラニンと L-セリンの縮合重合

2）アミノ酸の連結には順序が重要である

　アミノ酸が縮合重合したペプチドの大きさはそれを構成するアミノ酸の数によって決まるが，そのかたちや性質は数だけで決まるのではない。図 2-11 は，図 2-10 と同じ L-アラニンと L-セリンの連結を示したものであるが，順序が異なるものである。つまり L-セリンのカルボキシ基の -OH と L-アラニンのアミノ基の -H とが脱水して縮合重合したもので，この反応で生成したジペプチドは，L-セリニル -L-アラニンという L-アラニル-L-セリンとは別の化合物として扱う。

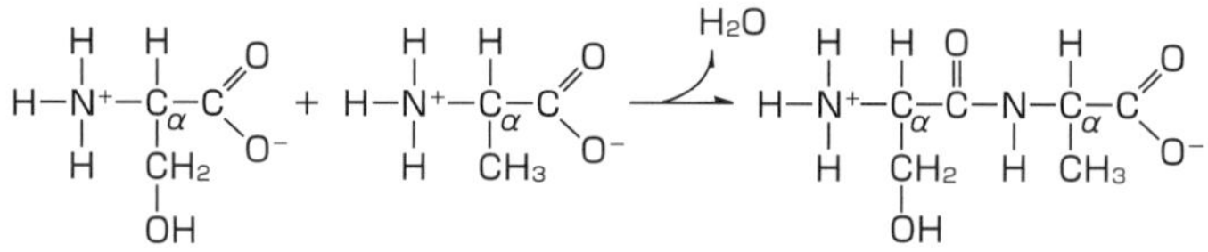

L-セリン　　　　　　　L-アラニン　　　　　　　L-セリニル-L-アラニン

図2-11　L-セリンと L-アラニンの縮合重合

　図 2-10 と図 2-11 の例で示されるように，2 つのアミノ酸が結合してペプチドが生成するとき，その連結の仕方には 2 通りがある。つまりペプチド結合を形成するアミノ酸同士の連結においては，結合するアミノ酸の順番によって異なるペプチドが生成する。そのためそのペプチドの化学的性質も異なるのである。このことは，多数のアミノ酸がペプチド結合で連結されてできているたんぱく質のさまざまな性質が，それを構成するアミノ酸の種類と数だけではなく，どのアミノ酸がどんな順番で連結されているかということによって決められる，という重要な概念が導かれることを意味している。

　α-アミノ酸がペプチド結合で連結された化合物を**ペプチド**といい，2 個の α-アミノ酸が連結したペプチドは**ジペプチド**という。3 個以上の α-アミノ酸が連結したペプチドは**トリペプチド**，**テトラペプチド**などと数を表す接頭辞を付けて分類される。また，2～10

個の α-アミノ酸によって構成されるペプチドを**オリゴペプチド**，10 個以上のアミノ酸の連結した化合物を**ポリペプチド**という。たんぱく質は，一般に 100 個以上の α-アミノ酸のペプチド結合によって構成されているものを指し，したがってポリペプチドでもある（既知たんぱく質の平均アミノ酸数は 200 個程度）。

ペプチドは，α-アミノ酸がペプチド結合だけで縮合重合した化合物であり，グリコーゲンやでんぷん（アミロペクチン）のような枝分かれ構造はとらず，一本鎖である。たんぱく質はこのペプチドが一本または数本が集合した化合物である。

ペプチドが一本鎖構造であるためペプチド結合を形成していない両端があり，アミノ基のある末端を**アミノ末端**，または **N 末端**，カルボキシ基のある末端を**カルボキシ末端**，または **C 末端**という。ペプチドの**アミノ酸配列** amino acid sequence を書き表すときには，N 末端を左側にして，C 末端に向けて配列を書くことが慣例である。

3) アミノ酸やペプチドは食品の味を形成する

食品中には，さまざまなたんぱく質やオリゴペプチド，そして遊離アミノ酸（ペプチド結合していないアミノ酸）が含まれている。遊離アミノ酸の中にはたんぱく質を構成していないものもあるが，それぞれ特有の「味」を持っていて，食品の味を形成する重要な成分の 1 つである（表 2-6）。発酵食品には，発酵の過程における微生物によるたんぱく質の分解によって，多数で多様なオリゴペプチドや遊離アミノ酸が生成しており，その複雑な味の形成に貢献している。

表 2-6 アミノ酸の味

アミノ酸	L-体	D-体	アミノ酸	L-体	D-体
アラニン	甘味	強甘味（3）	グリシン	甘	味
バリン	苦味	強甘味	セリン	微甘味	強甘味
ロイシン	苦味	強甘味	トレオニン	微甘味	弱甘味
イソロイシン	苦味	甘味	アスパラギン	無味	甘味
メチオニン	苦味	甘味	リシン	苦味	弱甘味
トリプトファン	苦味	強甘味（35）	ヒスチジン	苦味	甘味
フェニルアラニン	微苦味	強甘味（5）	アルギニン	微苦味	弱甘味

（　）内の数字はショ糖を 1 とした時の甘味度

（日本化学会編，『味とにおいの化学』，学会出版センター（1976））

2-2-3 ポリペプチド

(1) たんぱく質の分類

1) 単純たんぱく質と複合たんぱく質

一本，あるいは数本のペプチド鎖が集まってたんぱく質が構成されるが，そのかたちは多様である。たんぱく質は，形状によって二種類に分類される。牛乳や卵に含まれ，また細胞内にも存在する**球状たんぱく質** globular protein と，毛髪や皮膚，腱に存在する**繊維状たんぱく質** fibrous protein とである。あるいは組成によって分類すると，α-アミノ酸のポリペプチド鎖だけで構成されるたんぱく質を**単純たんぱく質** simple protein，たんぱ

く質にアミノ酸以外の脂肪酸や糖，リン酸などの補欠分子族 prosthetic group が結合して機能するたんぱく質を**複合たんぱく質** conjugated protein という。単純たんぱく質は，その溶解性に基づいて分類されており，これらを表2-7に示す。

表 2-7　単純たんぱく質の分類

名称	溶解性					加熱	種類	所在	特性
	純水	塩溶液	希酸	希アルカリ	アルコール水溶液				
アルブミン albumin	○	○	○	○	×	熱凝固	卵アルブミン 乳アルブミン 血清アルブミン ロイコシン レギュメリン	卵白 牛乳 血清 こむぎ だいず,あずき	$(NH_4)_2SO_4$ 飽和で沈殿
グロブリン globulin	×	○	○	○	×	熱凝固	卵グロブリン ミオシン グリシニン	卵黄 筋肉 だいず	$(NH_4)_2SO_4$ 50％飽和で沈殿
グルテリン glutelin	×	×	○	○	×	熱凝固	グルテニン オリゼニン	こむぎ こめ	穀類（こめ, こむぎ）に多い。
プロラミン prolamin	×	×	○	○	○	熱凝固	グリアジン ツェイン ホルデイン	こむぎ とうもろこし おおむぎ	イネ科植物に多い。70〜90％ EtOH に可溶
アルブミノイド albuminoid （硬たんぱく質）	×	×	×	×	×	変性	コラーゲン ゼラチン エラスチン ケラチン フィブロイン	骨, 爪 コラーゲン誘導体 靭帯 毛, 角, 爪 絹糸	
ヒストン histon	○	○	○	×	×	熱凝固しない塩基性たんぱく質	ヌクレオヒストン	細胞核	濃アルカリに可溶
プロタミン protamin	○	○	○	○	×	熱凝固しない強塩基性たんぱく質	サルミン	サケ精子核	

　アルブミンは，純水や低濃度の酸（希酸）・低濃度のアルカリ（希アルカリ）に可溶なたんぱく質で，加熱により凝固しやすい。**グロブリン**は，純水に不溶で，塩溶液，希酸・希アルカリ溶液に可溶なたんぱく質で，加熱により凝固しやすい。**グルテリン**は，純水，中性塩溶液に不溶，希酸・希アルカリ溶液に可溶な植物性たんぱく質で，加熱により凝固しやすい。**プロラミン**は，純水，中性塩溶液に不溶，希酸・希アルカリ溶液に可溶な植物性たんぱく質で，とくに50〜80％エタノール溶液に可溶であることが大きな特徴である。**アルブミノイド**は，ほとんど可溶性を持たない動物性の繊維状たんぱく質である。**ヒストン**は，純水，塩溶液，希酸溶液に可溶だが希アンモニア溶液には不溶であり，アルギニンやヒスチジンのような正電荷を有する極性アミノ酸残基を多く含む塩基性たんぱく質である。**プロタミン**は，純水，塩溶液，希酸，希アンモニア溶液を含む希アルカリ溶液に可溶であり，熱凝固せず，アルギニンのような正電荷を有する極性アミノ酸残基を多く含むがシステイン・チロシン・トリプトファンを含まない塩基性たんぱく質で，大きさがこれらたんぱく質のなかでは最も小さい。

これらの性質は，それぞれのたんぱく質を構成するα-アミノ酸側鎖の性質を反映しているものである。したがってそれぞれのたんぱく質の特徴は，それぞれのα-アミノ酸の配列順序によって決定されている。そのためそれぞれのたんぱく質におけるα-アミノ酸の配列順序という情報が明らかになれば，そのたんぱく質の特徴に関する情報を理解することができるのである。

2) 畜肉や魚肉におけるたんぱく質はその機能によって分類される

畜肉，魚肉では，その種類によって表2-8のそれぞれのたんぱく質の割合は異なるが，最も多いのは筋原線維たんぱく質である。

表2-8 食肉を構成するたんぱく質

名　称	溶解性	種　類
筋漿（筋形質）たんぱく質	水溶性	ミオグロビン
筋原線維たんぱく質	塩溶性	アクチン ミオシン
肉基質（筋基質）たんぱく質	不溶性	コラーゲン

3) たんぱく質をかたちづくる部分構造がある

たんぱく質は，多数のα-アミノ酸が直鎖状に連結した高分子化合物で枝分かれ構造をもたない。このようなひも状の分子が球状たんぱく質や繊維状たんぱく質に分類されるのはなぜだろうか。球状たんぱく質の構造について説明しよう。

球状たんぱく質といっても，完全な球体ではなく，直鎖状のポリペプチドがゆるくまるまった形をしている。図2-12は食肉の色素たんぱく質であるミオグロビンの構造を示し

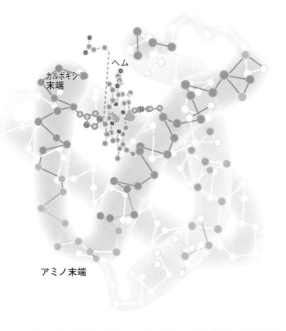

図2-12 ミオグロビンの構造（『ヴォート生化学』，東京化学同人を参考にした）

ている。図ではペプチド結合の主鎖を直線で結んでいる。ポリペプチド自体は直鎖状であるが，その側鎖の化学的性質によって，折れ曲りが生じ，その結果として立体的なかたちを形成する。このような立体的な構造をたんぱく質の**三次構造** tertiary structure of proteins という。三次構造にはゆるく折れまがって作られるらせん状の部分や平面状の部分，あるいはきつく折れ曲がった部分構造が見られ，その組合せの結果，特定の立体構造が形成される。これらの部分構造はたんぱく質に見られる特徴的な構造であり，これをたんぱく質の**二次構造** secondary structure of proteins という。

たんぱく質の二次構造によって形成される分子全体，あるいは分子の一部分の立体的な構造を**コンフォーメーション** conformation（配座）とよぶ。低分子の有機化合物の場合，その分子の化学構造が決定すればその化学的性質もおおよそ理解することができるが，たんぱく質や核酸などの高分子化合物では，その化学的性質の理解のためにはコンフォーメーションに関する情報が得られなければならない。

ポリペプチドの主鎖を構成する各アミノ酸残基のα炭素が少しずつねじれると，らせん構造が形成されるが，その最も緊密に巻いたかたちを**α-ヘリックス** α-helix という（図2-13）。α-ヘリックスの内側をみると，ペプチド結合のカルボニル基の酸素が4つ隣のアミノ酸残基のイミノ基（-NH-）との水素と水素結合していてらせん構造を安定化している。一方，アミノ酸残基の各側鎖はらせん構造の外側に突き出すように位置している。そのためたんぱく質分子全体においてもその外側にはアミノ酸側鎖が露出しているので，側鎖の化学的性質がたんぱく質分子全体の化学的性質を担っていると言えるのである。

もう1つのたんぱく質のコンフォーメーションとして，ほとんどのたんぱく質に存在している構造が，**β-構造** β-structure（β-プリーツシート構造 β-pleat sheet structure ともいう）である（図2-14）。β-構造はポリペプチド鎖が並列して配置し，互いのペプチド結合のカルボニル基とイミノ基との間の水素結合によって安定化している。

一般にたんぱく質の構造で，α-ヘリックスとβ-構造は，球状たんぱく質では，通常

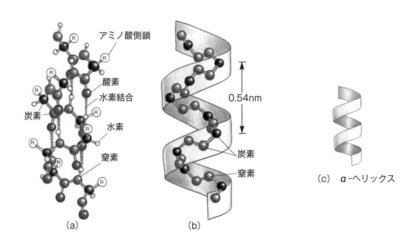

アミノ酸側鎖

酸素
水素結合

炭素

水素

窒素

0.54nm

炭素
窒素

(c) α-ヘリックス

(a)　　　　　　　(b)

図2-13　α-ヘリックスの構成
（『細胞の分子生物学（第5版）』，ニュートンプレスを参考にした）

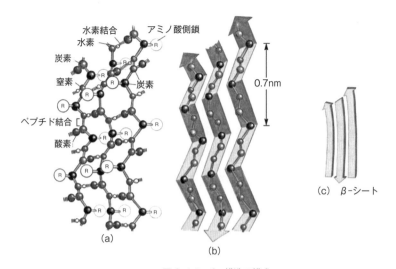

図 2-14 β-構造の構成

(『細胞の分子生物学（第5版）』，ニュートンプレスを参考にした)

50％以下で，その他の部分はコイル状やループ状というような別の規則的な二次構造をとっている。これらのような二次構造によってたんぱく質の三次構造が形成されている。

4) アミノ酸配列が一次構造である

このような二次構造やそれによって組み立てられたたんぱく質の三次構造の形成は，アミノ酸残基の空間的配置による相互作用の結果である。そしてそれぞれのアミノ酸残基の配置はアミノ酸配列の結果である。したがってたんぱく質を構成する各アミノ酸の配列そのものが，たんぱく質の構造を形づくる上で決定的な情報であることから，そのアミノ酸の配列をたんぱく質の**一次構造** primary structure of proteins という。たんぱく質の一次構造が明らかになれば，原理的にはその二次構造，三次構造が予測でき，たんぱく質の特徴に関する種々の情報が得られる。

5) たんぱく質分子は安定化されている

たんぱく質のある領域について，例えばバリン，ロイシン，イソロイシンなどの疎水性（非極性）アミノ酸残基が配列している場合を考えよう。このような配列の場合，それらアミノ酸残基の側鎖は疎水性であるので，水分子を排除しようとする。そのためそれら側鎖が互いに近接し，疎水性側鎖どうしが「結合」することになる。このような仕組みで結合する状態を**疎水結合** hydrophobic bond という。あるいはセリンやヒスチジンなど極性側鎖を持つアミノ酸残基が空間的に近づくと，**水素結合**が生じることによって「結合」し，構造を安定化する。このようにたんぱく質では，構成する α-アミノ酸側鎖の位置によって可能な限りの水素結合，疎水結合，イオン結合，あるいは共有結合が生じる。そのため分子全体が安定化しているのである。したがって食品・生体中に水溶液として存在する球状たんぱく質の表面には親水性側鎖が配置しており，内部には疎水性側鎖を多く含む構造になっている。

6) 球状たんぱく質同士が結合して機能するたんぱく質がある

食品中にはさまざまなたんぱく質が存在しているが，これら三次構造を持ったたんぱく質が水素結合やイオン結合によって会合し，より大きなたんぱく質として機能しているものがある。このような非共有結合で形成されるたんぱく質どうしの立体構造をたんぱく質の**四次構造** quarternary structure of proteins という。四次構造を構成するとき，それぞれの球状たんぱく質は**サブユニット** subunit という。図 2-15 は，赤血球にあって酸素の運搬をになっている**ヘモグロビン**の構造である。ヘモグロビンは，α サブユニットと β サブユニットがそれぞれ 2 個ずつ会合して形成される 4 量体たんぱく質である。それぞれのサブユニットには 1 個のヘムが補欠分子族として結合しており，中心の鉄イオンに酸素分子が結合する。

たんぱく質の二次〜四次構造を一次構造に対してたんぱく質の**高次構造** higher order structure of proteins と呼ぶ。

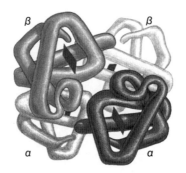

図 2-15　ヘモグロビンの構造

（『細胞の分子生物学（第 5 版）』，ニュートンプレスを参考にした）

2-2-4　たんぱく質の変化

(1) 変　　性

たんぱく質は生理的条件下では安定であるが，生理的状態から外れるような条件において，沈殿，凝集（凝固），ゲル化が起き，その性状が大きく変化する。このようなたんぱく質の変化を**変性** denaturation という。変性の要因は，加熱，凍結，乾燥，加圧，撹拌などの物理的要因や酸・アルカリ，有機溶媒，界面活性剤，金属イオンなどの化学的要因である。

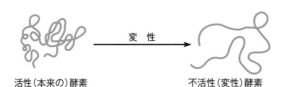

活性（本来の）酵素　　　　　　　　　　不活性（変性）酵素
図 2-16　たんぱく質の変性

（『ハーパー生化学（25 版）』，丸善を参考にした）

　変性は，たんぱく質の分解ではない。図 2-16 に示されるようにたんぱく質分子内，あるいは分子間の立体構造が，水素結合や疎水結合などの切断によってほぐれたり，天然状態とは異なる位置にジスルフィド（-S-S-）結合が形成されるなどして，分子の形態や内部構造が変化することである。このときペプチド結合の切断は起こらず，つまり，たんぱく質の変性は一次構造の変化を伴わない形態的な変化である。

　たんぱく質の変性にはさまざまな条件があり，例えば食品の加工・調理における主な変性要因である加熱に関すれば，その変性温度は，たんぱく質濃度，pH，塩類濃度などの条件によって異なっている。食品の加工調理による変性は，多成分系の複雑な変化なので不可逆的な変化である。

食品のたんぱく質変性の利用

　ゼラチンは，動物の皮や骨を原料とし，長時間の酸処理などの後，熱加水分解によって可溶化したもので，三重らせん構造を持つコラーゲンが変性した食品である。

　豆腐は，熱変性しただいずたんぱく質がカルシウムなどの金属によって沈殿，凝固した食品である。

　凍り豆腐（高野豆腐）は，豆腐を凍結し，凍結変性させ多孔質（スポンジ状）構造を形成させた食品である。

　チーズは，乳たんぱく質をキモシン（レンニン：凝乳酵素）で限定的に分解した後，凝固させた食品である。

（2）沈　　　殿

　たんぱく質を構成するアミノ酸には側鎖にアミノ基やカルボキシ基をもつアミノ酸残基が存在するため，両性電解質であるたんぱく質表面には $-N^+H_3$ イオンに由来する正電荷や，$-COO^-$ イオンに由来する負電荷が存在する。このようなたんぱく質のイオンの状態は溶液の pH に依存する。つまり，図 2-17 のように低 pH（水素イオン濃度が高い）

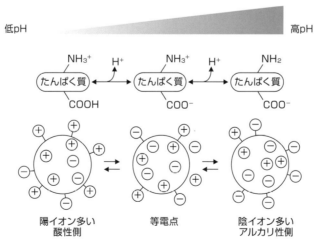

図 2-17　たんぱく質の等電点

ではH$^+$イオンが付加しやすくなるため，たんぱく質表面付近のアミノ酸残基の側鎖では，-NH$_2$ → -N$^+$H$_3$，-COO$^-$ → -COOHと荷電状態が変化し，その結果，たんぱく質表面は＋に帯電する。一方，高pH（水素イオン濃度が低い）ではH$^+$イオンが引き抜かれやすくなり，たんぱく質表面付近のアミノ酸残基の側鎖では，-N$^+$H$_3$ → -NH$_2$，-COOH → -COO$^-$になって，その結果，たんぱく質表面は－に帯電するように変化する。

　したがってpHを低pHから高pHに変化させるにつれて，たんぱく質表面は正電荷の状態から次第に負電荷の状態に変化することになる。このことはpHのある点でたんぱく質表面の正電荷（-N$^+$H$_3$）と負電荷（-COO$^-$）とが同数になって，見かけ上ゼロ（無電荷）の状態になる点が存在するはずであるということを示している。

　たんぱく質が無電荷であるということは，水分子のたんぱく質との水和量が減少し，互いに凝集することになり，これはつまり水に溶けにくくなるということで**溶解度**が低下する。たんぱく質がこのような見かけ上の無電荷状態となるときのpH値を**等電点** isoelectric point といい，**pI** で表される。溶液において溶解度が低いということは，沈殿しやすくなるということであり，たんぱく質は一般にpIで沈殿しやすい。また，このような原理でたんぱく質が沈殿することを**等電沈殿** isoelectric precipitation という。牛乳からヨーグルトを製造するのは，乳酸発酵により乳酸が生成し，pHが低下したときにカゼインが沈殿することを利用したものである。

　等電点は，たんぱく質の表面に現れるアミノ酸残基に依存するためたんぱく質の種類によって異なることから，食品のたんぱく質の分析などにも用いられる。

　たんぱく質の塩溶，ならびに塩析も溶解性に関連する特徴である。たんぱく質溶液では，その表面のアミノ酸残基に由来する親水性側鎖が水和して溶解しているが，この水溶液に食塩NaCl，硫酸アンモニウム（(NH$_4$)$_2$SO$_4$，硫安ともいう），硫酸ナトリウムNa$_2$SO$_4$などの塩類を加えると，たんぱく質の水和水と塩とが水和する。加える塩濃度が低いときには，たんぱく質表面電荷とイオン結合のように相互作用して，そのためたんぱく質の水和水が増加することになり，つまりたんぱく質の溶解が促進される。これを**塩溶** salting-in という。一方，塩濃度が数十〜100％近くになるような高い場合には，たんぱく質の水和水が塩類に奪われることとなり，水和水を失ったたんぱく質は互いに凝集して沈殿する。これを**塩析** salting-out という。

（3）酸　　化

　たんぱく質を構成するアミノ酸の1つとして，その側鎖にスルフヒドリル基（-SH）を持つシステインがある。たんぱく質が複数のシステイン残基を含んでいるときに，その-SH基が互いに結合し，**ジスルフィド結合**（-S-S-）を形成することがある。つまり-SH基が酸化されてシスチン残基になるのだが，そのため分子内に-S-S-結合による橋渡し（架橋）を形成する。このことは分子の構造を補強することになるため，たんぱく質の安定化に寄与する。こむぎたんぱく質である**グルテニン** glutenin（繊維状で弾性を持つグルテリン）と**グリアジン** gliadin（球状で粘着性を持つプロラミン）から立体的な網目構造

を持つ**グルテン** gluten が形成されるのはその重要な例である。グルテンは小麦粉製品であるパンや麺の品質に関して極めて重要な役割を果たしており，それにはグルテニンとグリアジン間の -S-S- 結合の架橋による網目構造が大きく関与している。パンや麺の製造工程では，撹拌による物理的，あるいは酸素分子などによる化学的な -S-S- 結合の切断と，再結合によるシステイン残基同士の組合せの変化が生じている。こうしてできるたんぱく質分子内外の架橋による網目構造の変化が，小麦粉製品の品質に大きく影響するとされている。このような -S-S- 結合の組み換えを生じる反応を **SH-SS 交換反応** SH-SS rearrangement reaction という。

　また，たんぱく質の酸化反応は，メチオニン残基で起きやすい。メチオニン残基のイオウ原子は酸素原子と結合しやすいため，容易にメチオニンスルホキシドを生成する（図2-18）。メチオニンの酸化は，過酸化脂質との反応で起きやすく，また，リボフラビン（ビタミン B_2）の存在下で光増感酸化を受けやすい。ただし，食品中で生成したメチオニンスルホキサイドは生体内で還元されることから，メチオニンとしての栄養価は同等である。

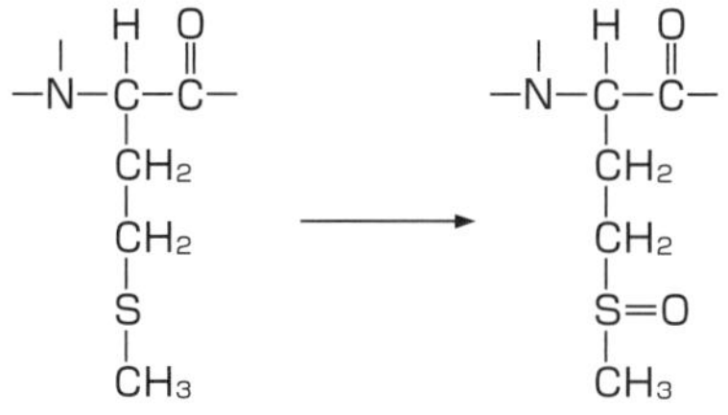

L-メチオニン　　　　L-メチオニンスルホキシド

図 2-18　メチオニンの酸化

2-2-5　酵素による食品成分の変化

　みそ，しょうゆ，酒類，食酢，パン，チーズなどの発酵食品は私たちの食生活に欠かせない食品素材である。これらの食品は，微生物の酵素を巧みに利用して製造され，旨味，甘味など呈味成分や香気成分の生成に寄与している。みそ，しょうゆの製造では，原料のだいず，こむぎのたんぱく質が麹菌のプロテアーゼによってペプチドやアミノ酸に分解され，旨味成分を作り出している。またこむぎのでんぷんからは α-アミラーゼやグルコアミラーゼによってグルコースやマルトースが生成し，甘味を呈する。生成したグルコースやマルトースはさらに乳酸菌や酵母によって消費され，乳酸やエタノールを生成し，複雑な香味を形成する。このように食品に含まれる酵素によって食品成分にはさまざまな変化が生じる。

（1）褐 変 反 応　browning reaction

　りんご，バナナなどの果物やじゃがいも，ごぼうといった野菜など植物性食品の皮をむいたり，切ったりして空気中に放置すると褐変する。これは褐変反応のうち，**酵素的褐変反応**である（詳しくは p.113 で述べる）。これらの植物にはポリフェノール類とこれを酸化する**ポリフェノールオキシダーゼ** polyphenoloxidase が含まれている。ポリフェノール

オキシダーゼは，*o*-ジフェノールオキシダーゼともいい，ポリフェノールの水酸基から水素を奪いキノン型に酸化する反応を触媒する酵素であり，銅を含む金属酵素である。りんごではクロロゲン酸，じゃがいもではチロシンが酸化され，生成したキノン類はさらに酸化を受け重合し，最終的にはメラニンといわれる複雑な構造の褐色色素を生成する。

　一般に褐変反応は食品の品質を低下させる反応であるが，紅茶やウーロン茶はこの褐変反応を利用した食品である。茶葉に含まれるカテキン類がポリフェノールオキシダーゼなどによって酸化重合し，褐色や橙紅色の色素が生成している。

(2) 糖質の変化

　食品に含まれる糖質に酵素を作用させて加工することにより，さまざまな食品素材が精算されている。酒類製造やグルコース，マルトースの製造は，でんぷんを原料とし各種**アミラーゼ** amylase が用いられる。日本農林規格（JAS）で「ブドウ糖果糖液糖」，「果糖ブドウ糖液糖」などと表示される異性化糖を製造するために**グルコースイソメラーゼ** glucose isomerase が用いられる。グルコースイソメラーゼは，D-グルコースをD-フルクトースに異性化する。原料とするD-グルコースはでんぷん原料からα-アミラーゼやグルコアミラーゼを用いて製造される。**フルクトオリゴ糖** fructooligosaccharide は，**フルクトース転移酵素** fructosyltransferase を用いて製造する。フルクトオリゴ糖は，スクロースのフルクトース残基に，フルクトースを結合してフルクトース1分子が結合した1-ケストース kestose，2分子が結合したニストース nystose，3分子が結合したフルクトシルニストース fructosylnystose があり，製品はこれらの混合物である。カップリングシュガー coupling sugar の製造には，**シクロデキストリングルカノトランスフェラーゼ** cyclodextrin glucanotransferase を用いる。この酵素は，スクロースのグルコース残基に，グルコース1～3分子を結合する。牛乳中の乳糖をグルコースとガラクトースとに分解し，乳糖不耐症者用の低乳糖牛乳を製造するために，**ラクターゼ** lactase が用いられる。

(3) 呈味成分の生成

　食品の呈味成分の生成に，酵素が関与している。**アデニル酸キナーゼ** adenylate kinase や**アデニル酸デアミナーゼ** adenylate deaminase は，鮮魚などでは死後硬直中に，ATPを分解してイノシン酸一リン酸IMPである旨味成分を生成する。**カテプシン** cathepsin は，食肉の熟成中に筋肉たんぱく質を加水分解してアミノ酸やペプチドである旨味成分を生成する。**ミロシナーゼ** myrosinase（チオグルコシダーゼ thioglucosidase ともいう）は，シニグリン sinigrin やシナルビン sinalbin を分解し，アブラナ科植物（わさび・からし・だいこん）の辛味成分であるアリルイソチオシアネート allyl isothiocyanate や*p*-ヒドロキシベンジルイソチオシアネート *p*-hydroxybenzylisothiocyanate を生成する。

(4) 香気成分の生成

　食品の香気成分の生成にも，酵素が関与している。**リポキシゲナーゼ** lipoxygenase は，不飽和脂肪酸を分解し，青葉の香りである炭素数6または9の不飽和アルコールを生成する。**アリイナーゼ** alliinase は，アリイン alliin を分解し，ネギ類の香気成分であるアリシ

ン allicin を生成する。**グルタミルトランスフェラーゼ** glutamyltransferase やシステイン
スルホキシドリアーゼ cystein-sulphoxidelyase は，レンチニン酸 lentinic acid からしい
たけの香気成分であるレンチオニン lenthionine を生成する。

（5）柑橘果汁の品質向上

柑橘果汁は，飲料の他，調味料としてもひろく用いられる。その品質向上のために酵
素処理されている。**ナリンギナーゼ** naringinase は，フラボノイド配糖体のナリンギン
naringin を加水分解し苦味を除去する。**ヘスペリジナーゼ** hesperidinase は，同じくフ
ラボノイド配糖体のヘスペリジン hesperidin を加水分解し，アグリコンのヘスペレチン
hesperetin を生成し，缶詰の白濁防止に用いる。

2-2-6　たんぱく質含有量の測定

食品に含まれるたんぱく質は多種多様であるが，その構成元素は，炭素，水素，窒素，
酸素，イオウなど少数の元素に限定されている。これらの元素は，炭水化物など他の構成
成分でも用いられているが，そのうち窒素は，主としてたんぱく質と核酸，植物性食品に
あってはアルカロイドなどある程度限られた食品成分に含まれるということを利用してた
んぱく質含有量を測定する。たんぱく質における窒素元素の含有率を多くのたんぱく質に
ついて測定すると，平均してたんぱく質 100 g 当たり約 16 g である。つまりたんぱく質
の量は，窒素量の 100/16 ＝6.25 倍であることがわかる。このとき，窒素量をたんぱく質
量に換算する数値を**窒素 - たんぱく質換算係数**といい，一般にその 6.25 を用いている。
改良ケルダール法は，食品中の窒素量を求める方法であり，食品を濃硫酸中で加熱分解
し，生じたアンモニアを逆滴定法で定量するものである。アンモニアの窒素がすべてたん
ぱく質由来であると仮定し，これを窒素量とするのである。ただし，一般的に窒素 - たん
ぱく質換算係数は 6.25 を用いるが，穀類，豆類，種実，野菜類，乳製品類，みそ・しょ
うゆなどでは別に記載された数値が用いられている。

日本食品標準成分表 2020 年版（八訂）の成分値には，改良ケルダール法で測定された
基準窒素量から計算したたんぱく質（Protein, calculated from reference nitrogen）とと
もに，アミノ酸組成から計算したたんぱく質（Protein, calculated as the sum of amino
acid residues）も収載されている。基準窒素とは，たんぱく質に由来する窒素量に近づけ
るために，全窒素量から，野菜類は硝酸態窒素量，茶類は硝酸態窒素量およびカフェイン
由来窒素量，コーヒーはカフェイン由来窒素量，ココアおよびチョコレート類はカフェイ
ンおよびテオブロミン由来窒素量を別に高速液体クロマトグラフ法またはイオンクロマト
グラフ法で定量し，それぞれ差し引いて求めた窒素量である。

とくに野菜類には植物が窒素源とする硝酸塩が多いので，**サリチル酸添加改良ケルダー
ル法**を用いて硝酸態窒素を含む全窒素量を定量している。

2-3 炭水化物

2-3-1 炭水化物とは

炭水化物 carbohydrates は糖質ともいい，主に生命活動のエネルギー源として利用される三大栄養素のひとつである。動植物，微生物，すべての生物に普遍的に存在し，また，利用される重要な食品成分である。炭水化物は，糖，または糖誘導体を含む化合物群であるが，基本となる化合物は**グルコース** glucose（ブドウ糖）である。グルコースは，植物の葉緑体で行なわれる光合成によって太陽光などの光エネルギーが化学エネルギーに変換され，そのエネルギーを用いて大気中の二酸化炭素を原料として生合成される糖である。

炭水化物は，炭素（C），水素（H），酸素（O）によって構成され，組成式が $C_m(H_2O)_n$ で表されるため「炭素の水化物」として表現されているが，以下に述べるように実際の化学構造を反映したものではない。

炭水化物は，基本となるグルコースなどの単糖類，単糖類が2〜10個程度結合したフルクトオリゴ糖などのオリゴ糖類（少糖類），単糖類がそれ以上結合したでんぷんなどの多糖類に大別される。

2-3-2 単糖類

(1) 基本構造

炭水化物を構成する基本構造は，グルコースなどの糖であり，これらを**単糖類** monosaccharides（simple sugars ともいう）という。単糖類は，「2個以上のヒドロキシ基を有するアルデヒド，またはケトン」と定義される有機化合物である。このように定義される化合物の中で最も小さいものは，炭素数が3個で，そのうち2個の炭素に2個のヒドロキシ基が結合し，残りの炭素がアルデヒドか，ケトンになっている。炭素数3個の単糖は，三炭糖 triose という。糖類の名称には語尾に〜オース ose を付けることが多い。つまり語尾に〜オース ose がついている化合物は一般に糖類を示す。炭素数4個の場合は，四炭糖 tetrose，5個では五炭糖（**ペントース** pentose），6個では六炭糖（**ヘキソース** hexose）といい，次いで自然界には七炭糖 heptose，八炭糖 octose，九炭糖 nonose が存在する。七炭糖は，そのリン酸化物がペントースリン酸回路で生成し，八炭糖は，細菌の一種である放線菌が生成する抗生物質の中に見られる。九炭糖は，糖たんぱく質などに広く生物界に分布する。食品に含まれる（すなわち生体に含まれる）単糖類は，ペントースとヘキソースが圧倒的に多い。

単糖類は，そのカルボニル基が炭素鎖の最も端に位置しアルデヒド基となる場合と，端から2番目の炭素に位置してケトン基となる場合とがある（図2-19）。アルデヒド基を有する単糖類は，**アルドース** aldose（aldehyde の ald と -ose）と総称される。アルドースの炭素番号は，アルデヒド基の炭素に1位の番号を付け，それから順に各炭素に番号を付ける（図2-19）。三炭糖のアルドースは，**グリセルアルデヒド** glyceraldehyde という化合

物であり，五炭糖のリボース ribose，六炭糖のグルコースが代表的なアルドースである。

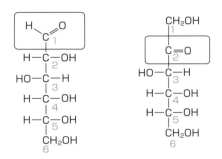

図2-19　アルドースとケトース

　ケトン基を有する場合は，**ケトース** ketose（ketone の keto と -ose）と総称される。ケトースは，ケトン基の炭素番号が，より小さくなるように付ける。三炭糖のケトースは，ジヒドロキシアセトン dihydroxyacetone といい，六炭糖のフルクトース fuructose が代表的なケトースである。

(2) 立体異性体

　グリセルアルデヒドの化学構造を見ると（図2-20，2-21），ヒドロキシ基と水素原子とが結合している2位炭素には，4本の原子価すべてに異なった原子，または複数の原子で構成される原子団が結合しているのがわかる。このような条件を有する炭素原子を**不斉炭素原子** asymmetric carbon atom という。これは**キラル炭素** chiral carbon とも呼ばれ，C^* のように＊を付して示されることが多い。その分子が不斉炭素原子をもっている場合（キラル分子，キラリティーがある分子などという）は，1個の不斉炭素原子に対して必ず二種類の立体構造が存在する。

　図2-20は，2種類のグリセルアルデヒドの化学構造を立体的に描いた図である（これを透視図という）。この図は，正四面体構造をしている炭素原子を紙面上においたと考え，長三角形で表した価標は，紙面より手前の空間に飛び出していることを示し，点線で表された価標は，紙面の向こう側の空間に飛び出しているということを示している。このような化学構造の描き方は，分子中の各原子の立体配置を示す際に共通のルールであり，よく用いられる。

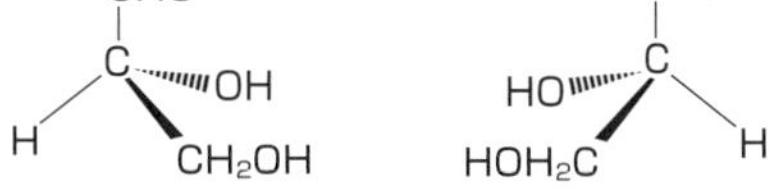

CHO　　　　　　　　　　CHO
C⋯OH　　　　　HO⋯C
H　　CH₂OH　　　HOH₂C　　H

図2-20　グリセルアルデヒドの透視図

　このようにこの2つの化合物は，同じ分子式で表されるが，立体的な配置が異なるためそのままでは空間的にどのように回転させても互いに重ね合わせることができない。したがってこれらは異なった化合物として扱われる。このようなタイプの異性体を**立体異性体** stereoisomer といい，また両者は互いに鏡に映った化合物とみることもできるので**鏡像**

異性体 enantiomer とも呼ばれる（enantio-はギリシア語由来で対称の意）。

　図 2-21 は，2 種類のグリセルアルデヒドについてアルデヒド基を上にし，炭素鎖をその下に続けて描いたものである。この描き方にもルールがあり，正四面体構造である炭素原子を紙面上に配置し，その「左右」に結合した原子または原子団は紙面より手前の空間に位置することと定め，その炭素原子の「上下」に結合した原子または原子団は紙面の向こう側の空間に位置することと定められている。これは**フィッシャー投影法** Fischer's projection formula といい，糖やアミノ酸の化学構造を示す際によく用いられる方法である。

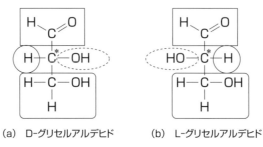

(a)　D-グリセルアルデヒド　　　(b)　L-グリセルアルデヒド

図 2-21　グリセルアルデヒドのフィッシャー投影図

　フィッシャー投影法で描いた化学構造（図 2-21）において，不斉炭素原子（C*で表されている）に結合したヒドロキシ基が，向かって「右側」に配置している方の化学構造を **D 型**（*dextro-* の D，ラテン語で右側の意，D- は小さな大文字を用いる），そのヒドロキシ基が向かって「左側」に配置している方の化学構造を **L 型**（*levo-* の L，ラテン語で左側の意，L- は小さな大文字を用いる）とする。したがって図 2-21（a）が D-グリセルアルデヒド，（b）が L-グリセルアルデヒドである。

　三炭糖のアルドースの場合，不斉炭素原子は 1 個であり（三炭糖ケトースには不斉炭素原子が存在しないのはなぜか），グリセルアルデヒドを D 型と L 型とに区別することは可能であるが，炭素数が増加すると不斉炭素原子の数も増加し，たとえばヘキソースでは，4 本の原子価すべてに異なった原子，または原子団が結合している炭素が 4 個あり，だから 4 個の不斉炭素原子が存在する。こういった単糖では，それぞれの不斉炭素原子にそれぞれ立体異性が生じるので，本来の D 型，L 型という区別が付けられない。そこで，カルボニル基から最も遠い位置にある不斉炭素原子の立体配置を，D-または L-グリセルアルデヒドと比較し，そのヒドロキシ基の配置が右側であれば同じく D 型，左側であれば L 型と区別することになっている。

　図 2-22 は D 型のアルドースを系列的に示している。カルボニル基から最も離れた不斉炭素原子に結合しているヒドロキシ基がいずれも右側に配置していることがわかる。図のように不斉炭素原子である 5 位炭素が二通りの立体配置のうち D 型である D-グルコースでは，2，3，4 位の 3 個の炭素原子も不斉炭素原子であり，それぞれのヒドロキシ基の結合の仕方に二通りあるから，すなわち $2^3 = 8$ 種類の異性体が存在する。2 個以上の不斉炭素原子をもつ分子で，互いに鏡像ではないそれら異性体は互いに**ジアステレオマー**

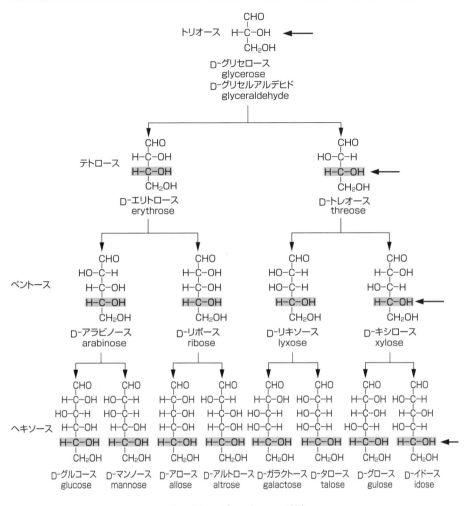

図 2-22 D 型アルドースの系列

diastereomer と呼ばれる。ジアステレオマーは，生物的にも物理化学的にも性質がかなり異なるため，それぞれ独立した名称が与えられている。ここでそれらのうち，D-グルコースと D-マンノースに注目すると，2位炭素のヒドロキシ基の配置だけが逆になっており，他のヒドロキシ基は同じ配置であることがわかる。このようにジアステレオマーのうち1個の不斉炭素原子に結合したヒドロキシ基の配置のみが異なるという場合，これらは互いに**エピマー** epimer であるという。D-グルコースと D-ガラクトースも互いにエピマーである。

　自然界では，D 型単糖類が大部分であり，植物が光合成で生成するグルコースも D-グルコースであり，ブドウ糖ともいう。したがって D-グルコースはブドウ糖であるが，植物が生合成しない L-グルコースはブドウ糖ではない。

(3) 環 状 構 造

　食品に含まれるグルコース，フルクトース，リボースなど多くの単糖類は，食品中では何らかの水に溶解しており，図 2-22 で示したような**鎖状構造**ではなく，主に**環状構造**で

存在している。このことは単糖類の鎖状構造にある C-C 単結合は結合を軸として回転可能であり，水溶液中では各々の C-C 単結合で回転していて，そのため鎖状構造はかなり「柔軟に」動いているということから説明できる。

　グルコースの場合，カルボニル基（1位炭素 C1：図 2-23 に青字で示す）と 5 位炭素 C5 に結合しているヒドロキシ基（図 2-23 に青字で示す）は，柔軟に動いているので空間的にかなり接近しうる。この時，5 位ヒドロキシ基の酸素原子がもっているやや負に帯電している非結合電子対が，やや正に帯電している 1 位カルボニル炭素にアタックすることにより O-C 単結合が生じ，環状構造となるのである（この構造は**ヘミアセタール**という）。

　その際に，炭素と二重結合で結合していたカルボニル酸素は単結合となり，水素イオンと結合してヒドロキシ基となるのだが，このときヒドロキシ基は，正四面体構造をとっている C1 の 2 方向のうち，どちらかに配置されることになる（残りの 2 方向は，C2 と H とが結合している）。その結果，新たに生成した環状構造における 6 位炭素の向きに対し，C1 ヒドロキシ基が反対側の方向をとる場合と，同じ方向をとる場合とが生じる。それは 1 位炭素が，カルボニル基でなくなり新たに不斉炭素原子となることを反映している。つまり不斉炭素原子が生じることで一対の異性体が生じ，この異性体を**アノマー** anomer と呼ぶ。

　1 位炭素に結合するヒドロキシ基が環状構造の平面における 6 位炭素の結合方向に対し，反対側の方向をとる場合を **α-アノマー**，同じ方向をとる場合を **β-アノマー**という。また，この環化反応で生じるヒドロキシ基をアノマーヒドロキシ基，環化反応によって不斉炭素原子となる 1 位炭素を**アノマー炭素** anomeric carbon という。

　このような環化反応で生成した環状構造は，炭素骨格がピランと同じなので，**ピラノー**

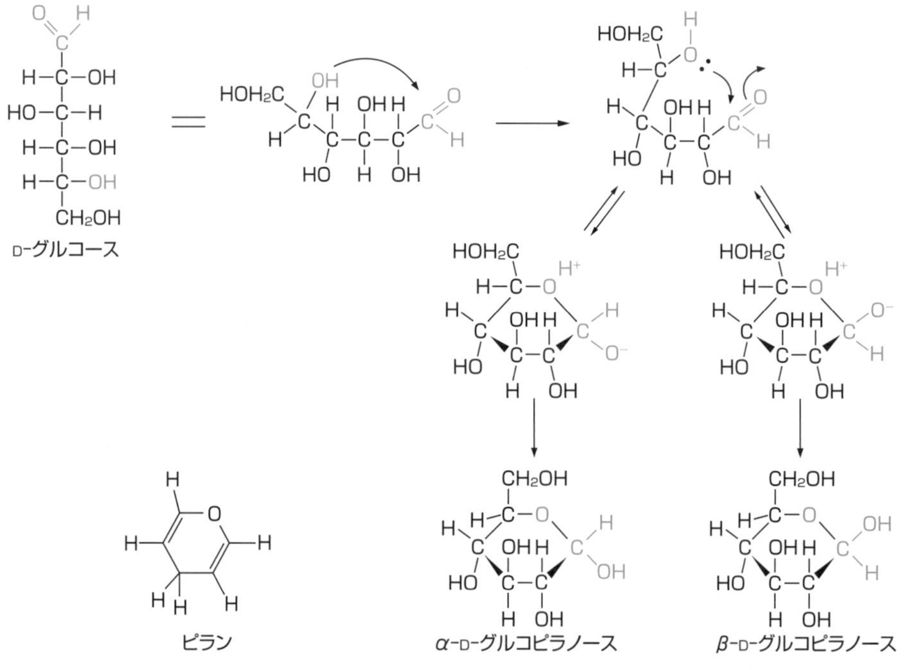

図 2-23　グルコースの環化

ス型といい，すなわちα-D-グルコピラノースα-D-glucopyranoseとβ-D-グルコピラ
ノースが存在する。水溶液中では，α-D-グルコピラノースが約 38 %，β-D-グルコピラ
ノースが約 62 %の割合の**平衡状態**にある（p.44 コラム参照）。また，このような環化反応
は，カルボニル炭素と 4 位ヒドロキシ基との間でも起こって**フラノース型**となることがで
きるが，これは水溶液中ではα-アノマー，β-アノマーを合わせても 0.3 %程度である。

　水溶液中でβ-D-グルコピラノースがもっとも多数を占めるのは，立体障害が少なく
もっとも安定だからである。つまりα-D-グルコピラノースの場合，2 位炭素に結合する
ヒドロキシ基と隣り合うことになるためやや負に帯電している酸素原子同士に電気的な反
発が生じるのに対し，β型の場合は空間的にそのような反発がないためより安定であると
考えられている。

　このような環化反応は，フルクトースでも生じる（図 2-24）。フルクトースは，グルコー
スと結合してスクロースを構成する場合は，β-D-フルクトフラノースのかたちをとるが，
単糖としてのフルクトースはβ-D-フルクトピラノースのかたちが優勢（20 ℃で約 76 %）で
ある。単糖類の環状構造の表記には，**Haworth**（ハースと発音する）**投影法** Haworth's
projection formula がよく使われる。Haworth 投影法では環を平面とみなし，手前を太
線で表す。環の中の酸素原子を右奥とすることが一般的である。このとき Fischer 投影法
で右側に表示されるヒドロキシ基は下向きになり，左側のヒドロキシ基は上向きとなって
いる。実際のグルコースは，環状構造が平面ではなくイス型やボート型であり，Haworth
投影図は正確な立体構造は示していないが，描きやすいことから一般に用いられている。

　水溶液中の平衡状態では，鎖状構造も一定の割合（0.0025 %）で存在していることが
極めて重要である。単糖類は，**還元性**を示すことが化学的特徴であるが，その還元性は，
この水溶液中に 0.0025 %程度存在する鎖状構造が有するアルデヒド基の還元性に由来す
る（コラム参照）。すなわち糖類の水溶液中で鎖状構造が生じ，アルデヒド基ができると

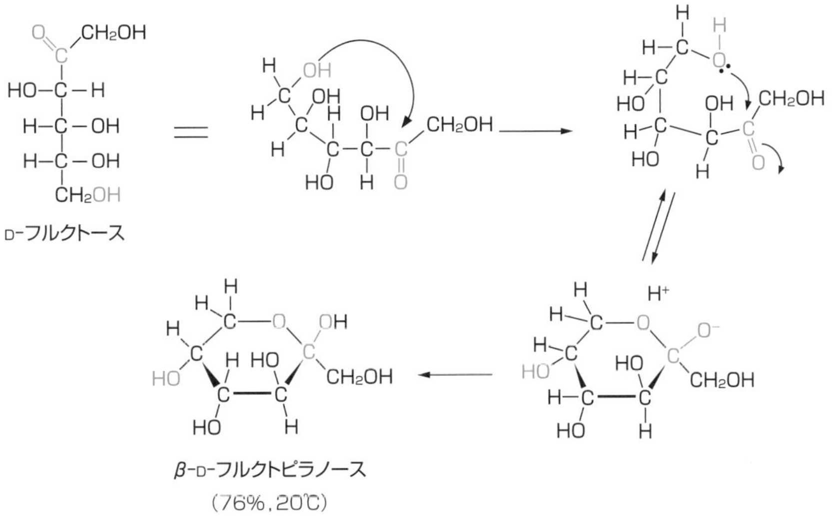

図 2-24　フルクトースの環化

Cu(II) → Cu(I) の還元反応を示す（**フェーリング反応**）。ケトースの場合は，ケト－エノール互変異性により，カルボニル基の位置が変わってアルデヒド基が生成するため，やはり還元性を示す。

コラム　単糖の鎖状構造と還元性

水溶液中の鎖状構造の存在する割合が，わずか0.0025％といっても分子数から考えるとそれほど少ないわけではない。たとえば0.1 M（1.8 ％）グルコース溶液の場合，0.0025 ％=0.0025/100 =2.5×10^{-5} であり，また,0.1 M=$6.0 \times 10^{23} \times 0.1$ 個/Lである。したがって0.1 Mグルコース溶液中に存在する鎖状構造をとるグルコース分子の数は，$6.0 \times 10^{23} \times 0.1 \times 2.5 \times 10^{-5}$ =1.5×10^{18} 個/L という膨大な分子数となる（100 万個の100 万倍の100 万倍）。だから還元反応が起きるには十分に多い分子数ということになるのである。

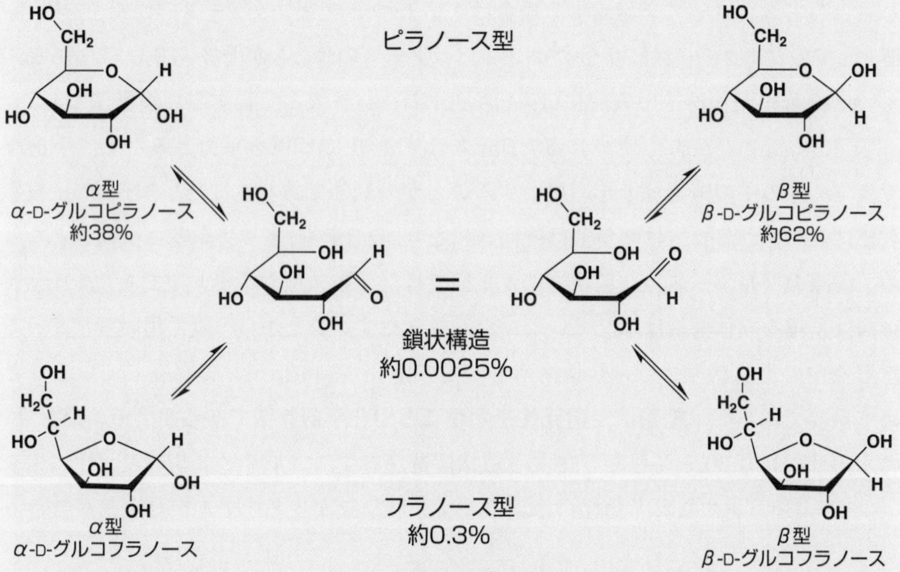

グルコースの平衡状態

コラム　希少糖

近年，自然界では存在量がごく少ない D-プシコース，D-アロースなどの単糖類の生理機能が注目されており，これらを希少糖 rare sugar という。これらのうち D-プシコース D-psicoseは，D-フルクトースの3位エピマーであり，酵素的に大量に製造することが可能になった。D-プシコースはカロリーゼロの単糖であり，甘味度0.7 程度で清涼感のある甘さが特徴である。これまでに食後血糖値の上昇抑制，内臓脂肪の蓄積抑制などさまざまな生理機能を有することが明らかになってきている。

(4) 単糖類の誘導体　monosaccharide-derivatives

単糖類は，炭素，水素，および酸素原子で構成されていることが基本であるが，自然界にはこれに窒素原子などが加わっているものがかなり存在し，すなわちそれらは単糖類の

誘導体である。

1) デオキシ糖　deoxysugars

分子の一部のヒドロキシ基が，水素原子と置換した，すなわち酸素原子がとり除かれた（de oxy）化合物がある。代表的なデオキシ糖は，D-リボースの2位のヒドロキシ基が水素に置換された **D-2-デオキシリボース** D-2-deoxyribose であり，DNA の構成糖である。また植物性食品には種々の配糖体構成糖として L-マンノースの6位のヒドロキシ基が水素に置換された **L-ラムノース** L-rhamnose が広くみられ，L-ガラクトースの6位のヒドロキシ基が水素に置換された **L-フコース** L-fucose は，海藻類に多い。

2) アルドン酸　aldonic acids

アルドン酸は，アルドースの1位アルデヒド基が酸化され，カルボキシ基となった化合物の総称である。カルボン酸なので酸性糖である。D-グルコースから誘導される D-グルコン酸 D-gluconic acid などがある。D-グルコン酸のカルボキシ基と5位ヒドロキシ基との間で脱水縮合し，エステル化すると，すなわち分子内エステルである D-グルコノ-δ-ラクトン D-glucono-δ-lactone が得られる。D-グルコノ-δ-ラクトンは豆腐凝固剤として絹ごし豆腐の製造に用いられる。

3) ウロン酸　uronic acids

ヘキソースの場合，6位の第一級アルコールが酸化され，カルボキシ基となった化合物を一般に**ウロン酸**という。カルボン酸なので酸性糖である。D-グルコース由来の **D-グルクロン酸** D-glucuronic acid は，ヒアルロン酸 hyaluronic acid，コンドロイチン硫酸 chondroitin sulfate など複合糖質の構成糖である。D-ガラクトース由来の **D-ガラクツロン酸** D-galacturonic acid は，果実に多いペクチンの構成糖である。D-グロース D-gulose 由来の D-グルロン酸 D-guluronic acid，D-マンノース D-mannose 由来の D-マンヌロン酸 D-mannuronic acid は，こんぶなどに含まれる多糖類であるアルギン酸 alginic acid の構成糖である。

4) アミノ糖　aminosugars

アミノ糖は，主としてヘキソースの2位炭素のヒドロキシ基がアミノ基に置換された化合物である。アミノ基を有するので塩基性糖である。D-グルコース由来の **D-グルコサミン** D-glucosamin，D-ガラクトース由来の **D-ガラクトサミン** D-galactosamin などが知られる。D-グルコサミンは，そのアミノ基がアセチルアミド化された *N*-アセチルグルコサミン *N*-acetyl D-glucosamin とともにキチン・キトサンを構成する。

5) 糖アルコール　sugar alcohols

糖アルコールは，アルドースのアルデヒド基が還元されて，第一級アルコールとなった化合物である。干し柿に見られる D-グルコース由来の **D-ソルビトール** D-sorbitol，コンブに多い D-マンノース由来の **D-マンニトール** D-mannitol，甘味料として多用されている D-キシロース由来の **D-キシリトール** D-xylitol などがある。

2-3-3 少糖類（オリゴ糖類） oligosaccharides

単糖類が 2 個以上結合している炭水化物で，10 個程度までを少糖類，**オリゴ糖**と呼ぶ。環状構造の単糖類が，**グリコシド結合** glycosidic linkage で結合している。単糖のアノマー炭素はヘミアセタール構造（ある炭素に 1 個のエーテル結合と 1 個のヒドロキシ基が結合している構造）をとっている。その α または β - アノマーのヒドロキシ基は反応性が高く，他の単糖類などのヒドロキシ基（アルコール性ヒドロキシ基）と容易に脱水縮合し，アセタール（ある炭素に 2 個のエーテル結合がある構造）を形成する。このような結合をグリコシド結合と呼ぶ。α - アノマーとグリコシド結合した化合物は α - グリコシドといい，β - アノマーとグリコシド結合した化合物は β - グリコシドという。α - グルコースのアノマーヒドロキシが，別のグルコースの 4 位炭素のアルコール性ヒドロキシと結合するとき，$\alpha (1 \rightarrow 4)$ 結合または α -1,4 結合と書く。2 つの単糖類がグリコシド結合した化合物は，二糖類 disaccharides といい，3 個の単糖類がグリコシド結合で結合するとき三糖類 trisaccharides，4 個の単糖がグリコシド結合で結合するとき四糖類 tetrasaccharide と呼ぶ。

単糖類のアノマー性ヒドロキシ基が，アルコール類やフェノール類など糖以外の化合物のアルコール性ヒドロキシ基と結合したグリコシドを**配糖体** glycosides という。アノマー性ヒドロキシ基を持つ単糖がグルコースの場合は**グルコシド** glucosides，それがガラクトースであれば**ガラクトシド** galactosides という。そして単糖類がグリコシド結合する化合物を**アグリコン** aglycon と呼ぶ。配糖体は，β - グリコシドとして植物に広く存在し，食品の機能性に関わるものも多い。自然界に広く分布しているスクロース，マルトース，ラクトース，トレハロース などは二糖類，ラフィノースや 1 - ケストースは三糖類，スタキオースやニストースは四糖類である。

1) スクロース sucrose, saccharose

ショ糖（蔗糖）ともいわれる。α -D- グルコースと β -D- フルクトースとが $\alpha (1 \rightarrow 2)$ グリコシド結合で結合した二糖類である。グリコシド性（アノマー性）ヒドロキシ基同士の結合で，ヘミアセタール構造がなく鎖状構造にならないため非還元糖である。てんさい（甜菜）*Beta vulgaris* ssp. *vulgaris* やさとうきび（甘蔗）*Saccharum officinarum* から製造される。

2) マルトース maltose

麦芽糖ともいわれる。D- グルコースと D- グルコースとが $\alpha (1 \rightarrow 4)$ グリコシド結合で結合した二糖類である。2 個のグルコースのうち，一方の D- グルコースのアノマー性ヒドロキシ基が遊離型で鎖状構造をとるため還元性を有する。でんぷんを β - アミラーゼで加水分解して得られる。D- グルコースと D- グルコースとがグリコシド結合した二糖類には異性体が存在する。**イソマルトース**は，D- グルコースと D- グルコースとが $\alpha (1 \rightarrow 6)$ グリコシド結合で結合し，**セロビオース**は，D- グルコースと D- グルコースとが $\beta (1 \rightarrow 4)$ グリコシド結合で結合した二糖類である。

3) ラクトース lactose

乳糖ともいう。D- ガラクトースと D- グルコースとが $\beta (1 \rightarrow 4)$ グリコシド結合で結合

した二糖類である。$_D$-グルコースのアノマー性ヒドロキシ基が遊離型であるため還元性を有する。哺乳類の乳に含まれる糖類（牛乳に約5％，人乳に約7％）の大部分は乳糖である。摂取した乳糖は小腸でラクターゼによって分解されエネルギー源となるが，成長に伴ってラクターゼ活性が減少するため，乳糖を分解できなくなる。分解されずに大腸に達した乳糖により下痢など**乳糖不耐症**の症状が現れる。

4) トレハロース trehalose

$_D$-グルコースと$_D$-グルコースとが$\alpha (1 \rightarrow 1)$グリコシド結合で結合した二糖類である。グリコシド性ヒドロキシ基同士の結合であるため，非還元糖である。摂取したトレハロースは小腸でトレハラーゼによって2分子のグルコースに分解されエネルギー源となる。きのこ類，藻類に多く，また保水性が高いので菓子の質感を向上させる目的でよく用いられる。

5) ラフィノース raffinose とスタキオース stachyose

ラフィノースは，$_D$-ガラクトースがスクロースのグルコースに$\alpha (1 \rightarrow 6)$グリコシド結合で結合した三糖類である。$_D$-ガラクトースのアノマー性ヒドロキシ基がスクロースに結合しているため非還元糖である。てんさいやさとうきび，だいずに多いが，植物に広く存在する。また，ラフィノースは，特定保健用食品の関与成分となっている。

スタキオースは，ラフィノースのガラクトースにさらにもう1個の$_D$-ガラクトースが$\alpha (1 \rightarrow 6)$グリコシド結合で結合した四糖類である。つまり，α-$_D$-ガラクトース$(1 \rightarrow 6)$-α-$_D$-ガラクトース$(1 \rightarrow 6)$-α-$_D$-グルコース$(1 \rightarrow 2)$-β-$_D$-フルクトースという構造である。ラフィノースと同様に非還元糖である。だいず，きくいもに多いが，植物に広く存在する。

6) グルコオリゴ糖 glucooligosaccharides

カップリングシュガー（製品名）とも呼ばれる。スクロースのグルコースにさらに1〜3個程度の$_D$-グルコースを$\alpha (1 \rightarrow 4)$グリコシド結合で結合させたオリゴ糖で，非還元糖である。はちみつなどに少量含まれるが，市販品は酵素的に製造される。不溶性グルカンの合成阻害作用があるのでう蝕予防に用いられる甘味料である。

7) フルクトオリゴ糖 fructooligosaccharides

スクロースのフルクトースにさらに1〜3個程度の$_D$-フルクトースを$\beta (1 \rightarrow 2)$グリコシド結合で結合させたオリゴ糖で，非還元糖である。フラクトオリゴ糖とも表示される。1個の$_D$-フルクトースが結合したものは1-ケストース 1-kestose，2個の$_D$-フルクトースが結合したものはニストース nistose，3個の$_D$-フルクトースが結合したものは1F-フルクトフラノシルニストース 1F-fructofuranosylnistose である。たまねぎ，ごぼう，はちみつなどに少量存在するが，市販品は酵素的に製造される。フルクトオリゴ糖は，特定保健用食品の関与成分（フラクトオリゴ糖と表記される）となっている。

8) キシロオリゴ糖 xylooligosaccharides

2分子の$_D$-キシロース $_D$-xylose が$\beta (1 \rightarrow 4)$グリコシド結合したキシロビオース xylobiose を主成分とする還元性のオリゴ糖である。とうもろこしの芯部分に含まれるキシランから酵素的に製造される。たけのこにも含まれ，機能性に関する初期の研究はたけ

のこを研究材料とした。キシロオリゴ糖はビフィズス菌が優先的に選択することが知られ，整腸作用のあるオリゴ糖類ではもっとも少量で効果的であるため，特定保健用食品の関与成分となっている。

9) シクロデキストリン　cyclodextrins

6〜12個のD-グルコースがα（1→4）で環状にグリコシド結合した非還元糖である。主としてα-シクロデキストリン（グルコース6個），β-シクロデキストリン（7個），γ-シクロデキストリン（8個）などであり，一般にβ-シクロデキストリン（7個）が広く用いられる。シクロデキストリングルカノトランスフェラーゼを用いてでんぷんから製造する。グルコースのピラノース環部分が内側を向いているため疎水性であり，非極性有機化合物を取り込む（包接）ことができる。脂溶性ビタミンや香気成分の安定化，苦味成分の中和などにも用いられる。

2-3-4　多糖類　polysaccharides, glycan

多糖類は，グリコシド結合で結合した多数の単糖類によって構成される高分子化合物である。一種類の単糖だけで構成されている**単純多糖**（ホモグリカン　homoglycan）と複数種類の単糖が単位となって構成される**複合多糖**（ヘテログリカン　heteroglycan）とに大別される。単糖が直鎖状に結合している多糖と，分岐を持つ多糖とが存在する。分岐多糖類の分岐の頻度や分岐鎖の長さは種類によって差が大きい。多糖は，オリゴ糖と同様に単糖がグリコシド結合で連結した化合物であるので，方向性をもつ。つまり鎖の一方の端は還元末端で，もう一方は非還元末端である。一方の末端の単糖にはアノマー性ヒドロキシ基が存在する（つまりアルデヒド基が生じる）けれども，もう一方の末端の単糖，および中間の構成単糖にはアノマー性ヒドロキシ基が存在しない非還元性である。したがって，還元性を示すのが，分子中でたった1つの単糖であるので，分子全体としては還元性が見られない。多糖を加水分解していくとアノマー性ヒドロキシ基をもつオリゴ糖や単糖が増加するので，次第に還元性を示すようになる。

　でんぷんのようなエネルギーの貯蔵を担っている**貯蔵多糖類** assimilative reserve glycan と，セルロースなど植物の細胞構造を支持している**構造多糖類** structure-forming skeletal glycan とに分けることもある。

(1) ホモグリカン

1) でんぷん　starch

穀類，いも類，豆類などの貯蔵炭水化物であり，人の摂取するエネルギー源として最も重要な食品成分である。ホモグリカンであるでんぷんは，植物のアミロプラストに生成するでんぷん粒に存在する。でんぷん粒は，比重が約1.65で，植物種により直径2〜150 μm程度の幅広い大きさを示す。

　でんぷんは，直鎖状の**アミロース** amylose と，分岐鎖をもつ**アミロペクチン** amylopectin から構成されている。アミロースは，D-グルコースがα（1→4）グリコシド

結合で直鎖状に結合し，左巻きのらせん構造をとっている（図2-25）。

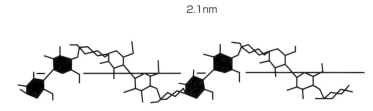

図2-25　アミロースのらせん構造

　らせんの一回転はグルコース残基6個で構成され，その長さは約2.1 nmである。アミロペクチンは，α（1→4）グリコシド結合で連結しているグルコース直鎖の15～30残基ごとにα（1→6）グリコシド結合で結合するアミロース側鎖を有する。また，その側鎖にもさらにα（1→6）グリコシド結合で結合する側鎖があり，全体として巨大な房状になっている。アミロペクチンにおいてはそれぞれの側鎖で二重らせん構造をとっていると考えられている（図2-26）。

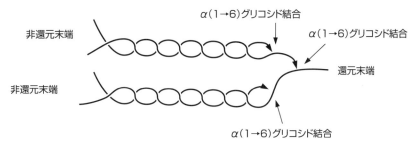

図2-26　アミロペクチンの二重らせん構造

　穀類のうるち種のでんぷん粒には，アミロースとアミロペクチンが約1：4の割合で存在しており，もち種ではアミロペクチン100％である。でんぷんのアミロース含量は作物によって異なる（表2-9）。でんぷん粒には結晶領域と非結晶領域が認められ，結晶領域はアミロペクチンで構成されており，非結晶領域は主としてアミロースに由来するものと考えられている。

　でんぷんおよびその分解物が，小腸で吸収されないとき，これを**レジスタントスターチ**resistant starch（RS）と呼ぶ。しかし大腸では腸内細菌により代謝される。レジスタン

表2-9　でんぷん中のアミロース含量

種　類	アミロース（％）
こめ（も　ち）	0
こめ（うるち）	17
タピオカ	17
バナナ	20
じゃがいも	20
とうもろこし（もち）	0
とうもろこし（うるち）	25
こむぎ	24
ゆり	34

トスターチは，でんぷんの老化によるアミロース部分の二重らせん結晶構造の生成やカラメル化反応などによるグリコシド結合の変化によって生成する。そのためα-アミラーゼが作用しにくくなり，でんぷん由来であるが**食物繊維** dietary fiber として働く。

2）グリコーゲン glycogen

動物における貯蔵多糖類である。肝臓（5〜6 %），筋肉（0.5〜1 %）に多いが，とくに貝類のかき（5〜10 %）に多いことが知られている。分岐鎖を持ちアミロペクチンに類似しているが，分岐の数がアミロペクチンより非常に多く，アミロース単位の鎖長が短いことが特徴である。

3）セルロース cellulose

植物細胞壁の骨格を構成している。300〜15,000 個程度の D-グルコースが β（1 → 4）グリコシド結合で直鎖状に結合したものであるため，水素結合で集束し繊維になる。ヒトは，β（1 → 4）グリコシド結合を切断するセルロース分解酵素を持たないので消化吸収できず，食物繊維の代表的なものである。しかし腸内細菌によって一部利用されて生成する有機酸は，大腸から吸収されてエネルギー源となる。

セルロースは，自然界にもっとも多量に存在する有機化合物であるといわれている。野菜など植物の乾重量の約 50 %を占める。草食動物は，セルロース分解酵素を持つ微生物と共生して，セルロースをエネルギー源にしている。

4）イヌリン inulin

スクロースを構成するフルクトースに 32〜34 個の D-フルクトースが，β（2 → 1）グリコシド結合で直鎖状に重合した多糖類で還元性はもたない。平均分子量は，約 5,000 である。ごぼう，ちこり，きくいもなどキク科植物に多い。ヒトは，イヌリン分解酵素を持たないので消化吸収できず，食物繊維として扱われる。

5）カードラン curdlan

D-グルコースが β（1 → 3）グリコシド結合した細菌（*Agrobacterium sp.*）による発酵多糖類（β-1,3 グルカン）である。80 ℃以上に加熱すると熱不可逆性のゲルを形成する。保水性，結着性，粘性向上，利水防止など品質改良材として用いられる。とくにさまざまな食品の食感を形成できるので，たんぱく質や脂肪を代替することによって低減できる。

（2）ヘテログリカン

1）コンニャクマンナン konjak mannan，グルコマンナン glucomannan

D-グルコースに D-マンノースが β（1 → 4）グリコシド結合したビオース biose 単位が重合したものを主鎖とし，β（1 → 3）グリコシド結合の分岐がある。D-グルコースと D-マンノースとが 1：1.6 の割合で含まれる。

2）寒 天 agar

アガロース agarose 70 %とアガロペクチン agaropectin 30 %とからなる。アガロースは，D-ガラクトースが β（1 → 4）グリコシド結合で 3,6 -アンヒドロ -L-ガラクトースに結合したアガロビオース単位（図 2-27）が直鎖状に結合した中性多糖である。アガロペ

クチンは，アガロビオース単位の直鎖に硫酸基，ピルビン酸基，D-グルコースなどが結合した酸性多糖類である。

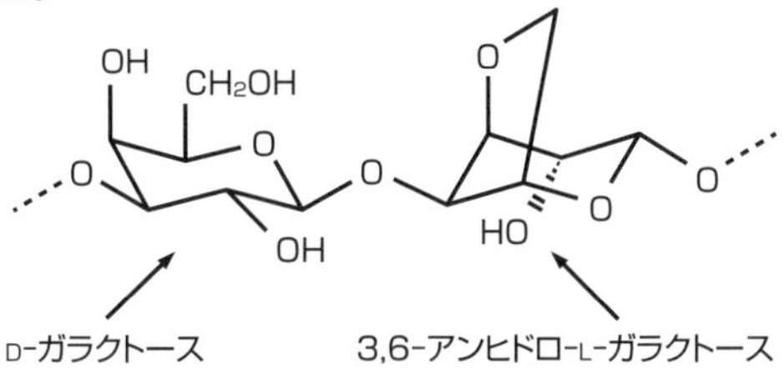

図2-27 アガロビオース単位

3) グアーガム　guar gum, guaran

β-D-マンノースがβ(1→4) グリコシド結合し，その2残基ごとにα-D-ガラクトースがα(1→6) グリコシド結合で結合した分岐鎖を持っている。マメ科くらすたまめ *Cyamopsis tetragonoloba* から得られる。増粘多糖類，ゲル化剤，安定剤として乳製品，水産錬り製品，たれ，ソースなどに広く用いられている。

4) ローカストビーンガム　locust bean gum

β-D-マンノースがβ(1→4) グリコシド結合し，その4~5残基ごとにα-D-ガラクトースがα(1→6) グリコシド結合で結合した分岐鎖を持っている。つまり側鎖のα-D-ガラクトースの間隔が，グアーガムより長いことが相違点である。地中海沿岸で栽培されてきたマメ科いなごまめ *Ceratonia siliqua* から得られる。増粘多糖類，結着剤，安定剤として食肉缶詰，ソーセージ，ドレッシング，あるいはアイスクリームなどに広く用いられている。また，低グルテン化小麦粉製品の品質向上にも用いられる。

5) カラギーナン　carrageenans

D-ガラクトースが3,6-アンヒドロ -L-ガラクトースにβ(1→4) グリコシド結合で結合した紅藻（*Eucheuma cottonii* など）が生成する多糖類で，寒天に似ている。3,6-アンヒドロ -L-ガラクトースの2位，4位，6位に硫酸基，あるいは2,6-二硫酸が結合するらせん構造である。ゲル化剤，増粘剤，安定剤としてソース類，乳製品などに広く用いられている。

6) キサンタンガム　xanthan gum

グルコース，マンノース，グルクロン酸で構成される細菌（*Xanthomonas campestris*）による発酵多糖類である。β(1→4) グリコシド結合したグルコース鎖に，マンノース-グルクロン酸 -6-アセチルグルコース鎖がα(1→3) グリコシド結合する分岐を有する安定性の高い増粘多糖類である。マヨネーズ，ドレッシング，たれ，ソースなどに広く用いられている。

7) ジェランガム　gellan gum

β-グルコース-グルクロン酸 -β-グルコース-ラムノースの四種類の単糖の繰返し単位が，直鎖状にβ(1→3) グリコシド結合した細菌（*Sphingomonas elodea*）による発酵多糖類である。離水の少ない弾力的なモチの様なゲルを形成し，凍結解凍耐性などを特徴とするゲル化剤，増粘剤などとして，各種ゼリー，プリン，ドレッシングなどに用いられる。

(3) ポリウロニド　polyuronides

1) ペ ク チ ン　pectin

ポリウロニドは，ウロン酸によって構成される多糖類である。D-ガラクツロン酸 galacturonic acid（ガラクト-ウロン酸 galacto-uronic acid）が，α（1→4）グリコシド結合した直鎖状の多糖類である。一般にペクチンという場合は，D-ガラクツロン酸のカルボキシ基が部分的にメチルエステル化した（つまりメトキシ methoxy 基を持つ）ペクチニン酸をさす（図2-28）。ガラクツロン酸の7％以上がエステル化されているものを，高メトキシペクチンという。高メトキシペクチンは，pH 2.8～3.5程度，60～70％の高糖濃度条件でゲル化能を持つことが特徴で，ジャムなどに広く用いられる。7％未満であるものは，低メトキシペクチンであるが，カルシウムイオンなどの添加によってゲル化能を示す。つまり，低メトキシペクチンのゲル化には砂糖を使わないので，低カロリー食品として利用されている（砂糖の防腐効果はないので冷蔵保存する）。

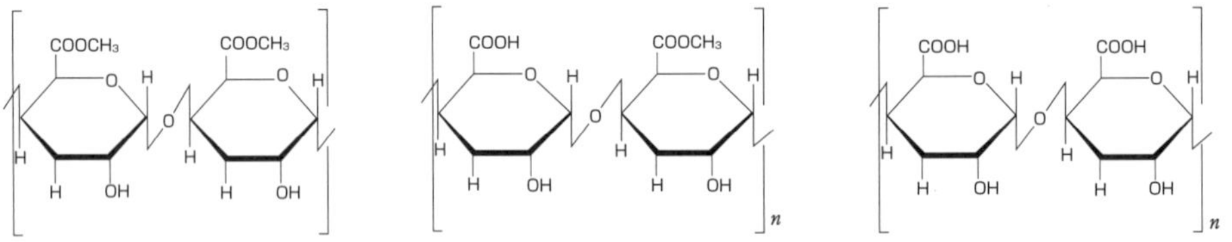

ペクチン　　　　　　　ペクチニン酸　　　　　　ペクチン酸

図2-28　ペクチン

2) アルギン酸　alginates

β-D-マンヌロン酸 β-D-mannuronic acid とその5位炭素のエピマー（1個所の不斉炭素原子のヒドロキシ基の配置が逆であるもの）である α-L-グルロン酸 α-L-gluronic acid がおよそ3:2の割合で構成される直鎖状の粘質多糖類である。こんぶなどの褐藻類に多く，アルギン酸ナトリウムは，食品の増粘剤，安定剤などとして加えられ，低分子化アルギン酸ナトリウムは，特定保健用食品の関与成分となっている。

(4) アミノ糖を含む多糖類

1) キ チ ン　chitin

N-アセチル-D-グルコサミンがβ（1→4）グリコシド結合した直鎖状多糖である。えび・かにの外殻部分や，きのこ類に含まれる。キチンが脱アセチル化されたキトサン chitosan（すなわちβ（1→4）グルコサミンの多糖類）も混在している。

2) グリコサミノグリカン　glycosaminoglycan

ムコ多糖 mucopolysaccharides ともいう。ウロン酸とアミノ糖との組合せで構成される多糖類である。ヒアルロン酸は，D-グルクロン酸と N-アセチル-D-グルコサミンがβ（1→3）グリコシド結合した構造を繰り返し単位としている（図2-29）。コンドロイチン硫酸は，D-グルクロン酸と N-アセチル-D-ガラクトサミン-4-硫酸がβ（1→3）グリコシド結合した構造を繰り返し単位としている（図2-30）。たんぱく質と結合したプロテオ

グリカンとして軟骨などの主要成分である。

　食品の多糖類は，でんぷんとグリコーゲン以外は，ヒトの消化酵素で分解できないので，食物繊維として機能することが知られており，特定保健用食品の関与成分となっているものも多い。

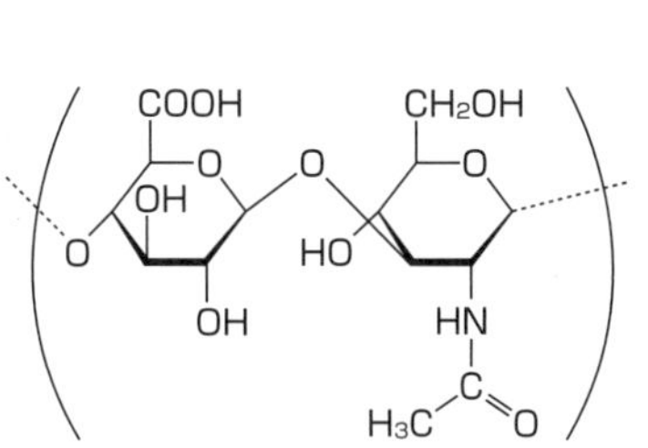

図2-29　ヒアルロン酸

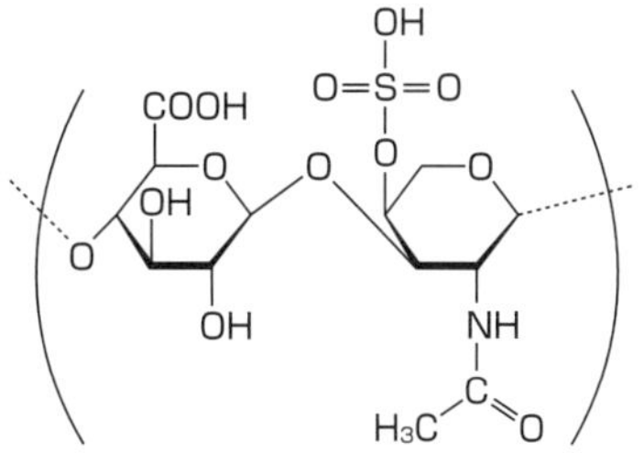

図2-30　コンドロイチン4-硫酸

2-3-5　炭水化物含有量とエネルギー値

　日本食品標準成分表2020年版（八訂）では，「これまで食品毎に修正Atwater係数等の種々のエネルギー換算係数を乗じて算出していたエネルギーについて，FAO/INFOODSが推奨する組成成分を用いる計算方法を導入して，エネルギー値の科学的推計の改善」が図られた。そのため成分表の項目は，エネルギー計算の基礎となる成分がより左側になるよう配置されている。また，従来は「炭水化物」に含まれていた成分のうち，新たにエネルギー産生成分とした糖アルコール，食物繊維総量，有機酸についても項目として配置されている。そして「利用可能炭水化物」は成分値の確からしさを評価した結果に基づき，エネルギー計算には，「利用可能炭水化物（単糖当量）」あるいは「差引法による利用可能炭水化物」のどちらかが用いられ，利用された収載値に「*」が付けられている。そのため食品によってエネルギー計算に用いる成分項目が一定していないことに留意する必要があるとされている。エネルギー換算係数は，利用可能炭水化物（単糖当量）では3.75 kcal/g，差引法による利用可能炭水化物では4 kcal/gが適用されている。

ただし，魚介類，肉類など原材料的食品では，一般に炭水化物が微量であり，原則としてアンスロン-硫酸法による全糖の分析値が用いられている。

　1）利用可能炭水化物（単糖当量）Carbohydrate, available; expressed in monosaccharide equivalents は，日本食品標準成分表2015年版（七訂）より収載され，エネルギー計算に用いられる。ぶどう糖，果糖，ガラクトースの単糖の直接分析または推計した値に加えて，直接分析または推計した成分値に，それぞれ係数を乗じて単糖の質量に換算して合計した値である。でん粉，80％エタノール可溶マルトデキストリンの値には1.10，マルトトリオースなどのオリゴ糖類には1.07，しょ糖，麦芽糖，乳糖，トレハロース，イソマルトースの二糖類には1.05の係数が適用されている。

　2）利用可能炭水化物（質量計）Carbohydrate, available は，利用可能炭水化物の摂取量の算出に用いられる。でん粉，ぶどう糖，果糖，ガラクトース，しょ糖，麦芽糖，乳

糖，トレハロース，イソマルトース，80％エタノール可溶マルトデキストリン，マルトトリオースなどのオリゴ糖類を直接分析または推計した値で，これらの質量の合計で表されており，実際の摂取量となるものである。

3）差引法による利用可能炭水化物 Carbohydrate, available, calculated by difference は，利用可能炭水化物（単糖当量，質量計）の収載値のない食品などにおいてエネルギー計算に用いられる。食品100 gから，水分，アミノ酸組成によるたんぱく質，脂肪酸のトリアシルグリセロール当量として表した脂質，食物繊維総量，有機酸，灰分，アルコール，硝酸イオン，ポリフェノール，カフェイン，テオブロミン，などの合計を差し引いて求められている。

2-3-6　炭水化物の加熱による変化

でんぷんや糖類は，加熱によってさまざまな変化を生じる。これらを香ばしい香りや色調，あるいはテクスチャーなど好ましい変化として制御するためには，その機構を理解することは重要である。

(1) でんぷんの糊化と老化

1) でんぷんの糊化

こめや小麦粉など加熱前のでんぷん（生でんぷん）は，でんぷん粒として結晶構造（β-でんぷん）をもっており，消化されにくいものであるが，水とともに60〜70℃で加熱するとでんぷん粒が膨潤し，粘性を持った半透明の溶液となる。このような変化を**糊化** gelatinization（または**α化**）という。この状態のでんぷんを糊化でんぷん，あるいはα-でんぷんといい，消化されやすくなる。

でんぷん粒には，アミロースやアミロペクチンが規則的に配列された**結晶領域** crystalline region と**非結晶領域** amorphous region とが認められる（図2-31）。結晶領域では，アミロペクチンの分岐鎖部分のアミロース直鎖が二重らせん構造をとって集束しており，非結晶領域においても水素結合で連結されていて，生でんぷんは水を加えても「溶解」しない。水分子が，アミロースやアミロペクチン分子の間に入り込み難いからである。アミラーゼなど消化酵素の活性部位にも接触しにくく，そのため消化されにくいのである。このとき，加熱すると，非結晶領域のアミロース鎖やアミロペクチン分子間の水素結合が切断されはじめ，水分子が進入する。その結果，アミロースは溶液に拡散し始め

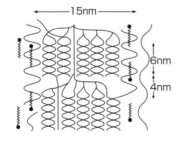

XXXXX	アミロペクチンの二重らせん構造
XXXX	アミロースとアミロペクチンの混合した二重らせん構造
wwww	脂肪酸を包含したアミロース
wwww	遊離脂肪酸
⌒⌒	遊離アミロース

図2-31　でんぷん粒の構成

る。加熱によって水分子の運動（振動）が活発になると，いっそう水分子が進入して結晶領域の水素結合も切断して水和していくことになり，さらにでんぷん粒が膨潤し，最後には破裂し，結晶領域が失われる。これが糊化でんぷんである。さらに100℃程度に加熱するとアミロースとアミロペクチンの「溶液」となる（でんぷん糊という）。

　でんぷんの糊化開始温度は，食品によって異なり，うるち米61〜78℃，もち米55〜65℃，こむぎ53〜65℃，じゃがいも58〜66℃，とうもろこし67〜87℃である。これはそれぞれにおける結晶化の程度の違いによる。したがってコーンスターチを糊化するには，じゃがいもでんぷん（片栗粉）より高い温度が必要であり，そのため一度沸騰させるのである。糊化でんぷんでは，結晶領域が崩れ，アミラーゼが働きやすくなるので，消化されやすくなる。

　でんぷんの糊化は，水分，温度，アミロース含量，pHが高いほど進みやすい。一方，長鎖脂肪酸がアミロースのらせん構造内部の疎水性領域に取り込まれた**でんぷん−脂質複合体**が形成されると，構造が崩れにくくなり，糊化しにくい。すなわち糊化は脂質によって抑制される。このことは貯蔵期間が長くなり遊離脂肪酸が生成しやすい古米の炊飯性が劣る原因である。

2）でんぷんの老化

　加熱されて膨潤したでんぷんが，しだいに冷やされて元の結晶状態（β-でんぷん）に戻ることを老化 retrogradation（β化）という。アミロースでは，グルコース残基間で水素結合が形成されて結晶構造をとりやすいが，アミロペクチンは分岐構造が障害となって分子間の規則的な配列がとりにくく，したがって老化しにくい。モチ種のでんぷんはアミロペクチンのみであるため，老化しにくいが，アミロース含有量の多い小麦などのでんぷんは老化しやすい。

　老化の要因は，α化の逆条件であり，水分30〜60％，温度2〜5℃，アミロースが多く，低pH条件で老化しやすい。例えば，酢飯を使っている寿司などを冷蔵庫に保存するとすぐ硬くなる現象はこの条件に当てはまり，典型的な老化である。アミラーゼが働きにくくなるので，消化率も低下する。

　糊化でんぷんの老化を防止するには，糊化温度以上でその状態のまま乾燥するか，凍結乾燥により脱水し，水分15％以下とすればよい。インスタントラーメン，せんべい，あられ，コーンフレーク，ポップコーンなどはその応用例である。急速冷凍も同様の効果が得られる。また，砂糖などの保水性物質を加えると，膨潤したでんぷん粒に進入し，水和している状態を安定化させることから老化を防止することになる。あるいは，ショ糖脂肪酸エステル，モノグリヒリドなどの老化防止剤も，アミロースのらせん構造に取り込まれてでんぷん−脂質複合体が形成し安定化させる。このことは，クックチルなど作り置きシステムに応用され，飯の品質向上に有効である。

(2) でんぷんの糊精化（デキストリン化）

　でんぷんを，水を加えずに120〜180℃で乾熱すると，でんぷん鎖のグリコシド結合が末端より切り離され，あるいはα(1→2)，α(1→3)，β(1→2)などの新たなグリコシ

ド結合が生成（グリコシド転移）し，水によく溶ける**デキストリン** dextrins が得られる。

(3) 糖のカラメル化

砂糖，水飴などを 100〜200℃ に強く加熱すると，香気性で苦味を持つ粘稠な褐色物質が生成する。これがカラメル caramel であり，カラメル生成反応を**カラメル化** caramelization という。酸やアルカリを加えると反応速度が高まるので，市販品ではアンモニアなどを添加して製造する。カラメルは，色調調節剤として用いられる。原料として用いる糖類では，フルクトースがもっともカラメル化しやすい。

褐色物質は糖の分子内脱水によって生成するヒドロキシメチルフルフラル hydroxymethylfurfural の重合物などである。また，香気成分としてマルトール，フラノン誘導体などによるカラメル香，シクロテンによるパンやコーヒーなどの香ばしい焙焼香を生成する。フランス菓子のクレームブリュレ cream bluree は代表的なカラメル化食品である。

2-4 脂 質

2-4-1 脂質の特性

エーテル，クロロホルム，ヘキサン，アセトンなどの有機溶媒に可溶で，水に溶けない物質を脂質 lipid とよぶ。脂質には，一般に油脂や脂肪と呼ばれるものの他に，リン脂質，糖脂質，ステロールおよびロウなどが含まれる。食品には，主に貯蔵物質として，植物の種子や動物の皮下に存在している。脂質のうち，トリアシルグリセロール triacylglycerol（トリグリセリド triglyceride ともよぶ）を**脂肪** fat または中性脂肪という。トリアシルグリセロールは脂肪酸と 3 価アルコールであるグリセロールのエステルである。

脂質を分類すると，その化学構造によって表 2-10 のように単純脂質と複合脂質および誘導脂質に大別される。

表 2-10 脂質の分類

分 類	脂質名	例
単純脂質	アシルグリセロール	グリセロールに脂肪酸がエステル結合したもの。脂肪酸の数が 1，2，あるいは 3 個かによって，それぞれ，モノ，ジ，トリアシルグリセロールとよぶ。
	ステロールエステル	コレステロールの 3 位に脂肪酸がエステル結合したもの。
	その他	ロウ（ワックス）：脂肪酸と長鎖アルコールがエステル結合したもの。
複合脂質	リン脂質	グリセロリン酸（あるいはスフィンゴシンリン酸）を骨格とし，脂肪酸や有機塩基が結合したもの。生体膜の基本構造である脂質二重層を形成する。
	糖脂質	グリセロリン酸（あるいはスフィンゴシンリン酸）に，脂肪酸と糖が結合したもの。
誘導脂質	脂肪酸	炭化水素の末端にカルボキシ基（-COOH）をもつ分子。
	ステロイド	4 個の環構造から成るステロイド環を基本骨格にもつ脂質，コレステロール，胆汁酸，ステロイドホルモン，一部の脂溶性ビタミンが含まれる。
	その他	カロテノイド，スクアレンなどの炭化水素およびその誘導体。

アルコールと脂肪酸からなる脂質を**単純脂質**といい，アルコールと脂肪酸の他にリン酸

または糖を含むものを**複合脂質**という。誘導脂質は，主として単純脂質から誘導されるもの，その他の脂質は脂溶性成分などをいう。

2-4-2　脂　肪　酸

　脂肪酸 fatty acid は中性脂肪（トリアシルグリセロールなど），ロウおよび複合脂質を構成しており，炭素が直鎖状につながったもので，末端にカルボキシ基 -COOH をもっている。脂肪酸は，脂質の主となる成分で，脂質の特性は構成する脂肪酸によって決まる。脂肪酸は，炭素数 2 個のアセチル基（アセチル CoA）を単位として生体内で合成されるので，大部分の脂肪酸の炭素数は偶数個になっている。通常，炭素数が 4 以下のものを**短鎖脂肪酸**，6〜10 のものを**中鎖脂肪酸**，12 以上のものを**長鎖脂肪酸**という。食品に含まれている脂肪酸は炭素数 14〜22 が多い。さらに，炭素-炭素結合が総て単結合（$-CH_2-CH_2-$）のものを**飽和脂肪酸**，二重結合（$-CH=CH-$）を 1 つ以上含むものを**不飽和脂肪酸**とよぶ（図 2-32）。

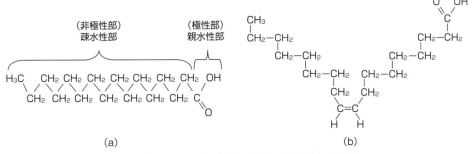

図 2-32　パルミチン酸（a）とオレイン酸（b）の構造

　不飽和脂肪酸は二重結合の数により，**1 価不飽和脂肪酸**（モノエン酸，monoenoic acid），**2 価不飽和脂肪酸**（ジエン酸，dienoic acid），**3 価不飽和脂肪酸**（トリエン酸，trienoic acid）などとよばれる。また，2 つ以上のものを総称して**多価不飽和脂肪酸**（ポリエン酸，polyenoic acid）という。天然の不飽和脂肪酸の二重結合は，一般に**シス型**の立体配置をとっており，**トランス型**はまれである（図 2-33）。しかし，油脂を加工した場合には，わずかにトランス型が生成し，油脂の性質に影響を与える。さらに動脈硬化症などの疾病との関わりも報告されている。（p.69 コラム参照）

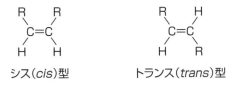

シス（*cis*）型　　　　　トランス（*trans*）型

図 2-33　シス型とトランス型

　脂肪酸を簡単に表わす場合，炭素数の数の後に二重結合の数を示す。例えば，パルミチン酸は C16：0，ステアリン酸は C18：0 となり，**イコサペンタエン酸** icosapentaenoic acid（ IPA，エイコサペンタエン酸，EPA ともいう）は C20：5 である。不飽和脂肪酸

の二重結合の位置を正確に示すために，カルボキシ基の炭素からメチル基に向かって順に番号をつけ，二重結合を挟む炭素のうち，小さい方の数をデルタ（Δ）の後に示す。例えば，オレイン酸は9と10の炭素の間に二重結合をもつので，C18：1Δ^9　とあらわす。アラキドン酸は5と6，8と9，11と12および14と15の炭素間に4つの二重結合を持つので，C20：4Δ^{5,8,11,14}　とあらわす（表2-11）。

表 2-11　脂肪酸の分類

名　称		炭素数：二重結合数	二重結合の位置 （カルボキシ基側より）	n 系列 （メチル基側より）
飽和脂肪酸	酪酸	4：0		
	ヘキサン酸	6：0		
	オクタン酸	8：0		
	デカン酸	10：0		
	ラウリン酸	12：0		
	ミリスチン酸	14：0		
	パルミチン酸	16：0		
	ステアリン酸	18：0		
	アラキジン酸	20：0		
	ベヘン酸	22：0		
	リグノセリン酸	24：0		
不飽和脂肪酸	オレイン酸	18：1	Δ 9	n-9
	リノール酸	18：2	Δ 9, 12	n-6
	α-リノレン酸	18：3	Δ 9, 12, 15	n-3
	γ-リノレン酸	18：3	Δ 6, 9, 12	n-6
	アラキドン酸	20：4	Δ 5, 8, 11, 14	n-6
	イコサペンタエン酸（IPA）	20：5	Δ 5, 8, 11, 14, 17	n-3

　一方，不飽和脂肪酸について，末端のメチル基（-CH$_3$）側から最初の二重結合までの炭素数を示すと，3と6および9に分類できる。9番目のものをn-9（エヌマイナ

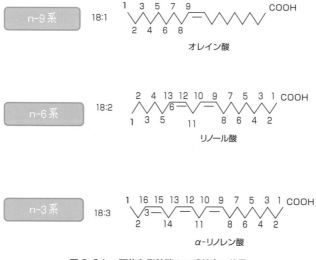

図 2-34　不飽和脂肪酸の二重結合の位置

ス9) 系列とよび，オレイン酸が代表的なものである。6番目のものはn-6系列の脂肪酸とよび，リノール酸，γ-リノレン酸，アラキドン酸が主なものである。3番目のものはn-3系列の脂肪酸で，α-リノレン酸，イコサペンタエン酸，**ドコサヘキサエン酸** docosahexaenoic acid（DHA）がある（図2-34）。

2-4-3 必須脂肪酸

ヒトはn-6およびn-3系列の脂肪酸を合成できないので，これらの脂肪酸を**必須脂肪酸** essential fatty acid という。n-6系列のリノール酸からγ-リノレン酸，アラキドン酸が順に合成され，一方，n-3系列のα-リノレン酸からは，イコサペンタエン酸，ドコサヘキサエン酸が合成される。これらの脂肪酸のうち，炭素数20の脂肪酸からイコサノイドとよばれるプロスタグランジン，プロスタサイクリン，トロンボキサン，ロイコトリエンなどの生理活性物質が生成される（図2-35）。

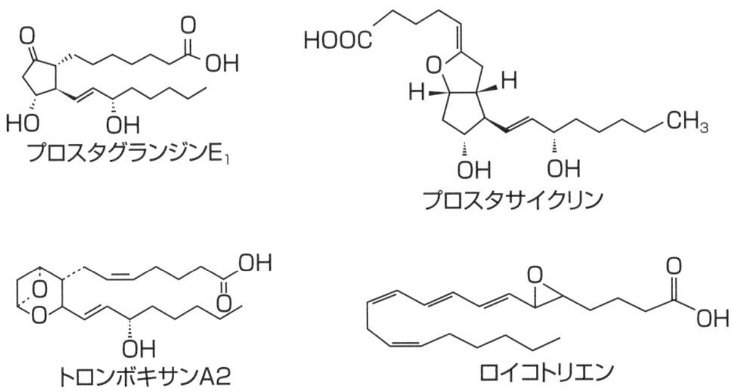

プロスタグランジンE₁

プロスタサイクリン

トロンボキサンA2

ロイコトリエン

図2-35 イコサノイド

これらは血圧の調節，アレルギー反応および炎症の発生に関わる物質である。n-6系列のアラキドン酸から生成されるイコサノイドとn-3系列のイコサペンタエン酸から生成されるイコサノイドは互いに拮抗する作用を有する。例えば，血管拡張と収縮，血小板凝集と凝集抑制などである。このバランスが悪くなると高血圧，動脈硬化症などいわゆる生活習慣病の原因ともなる。

2-4-4 単純脂質

1）トリアシルグリセロール

脂肪酸とグリセロールのエステルで，一般に中性脂肪，または単に油脂ともよばれ，食品素材の脂質の大部分を占める。**トリアシルグリセロール** triacylglycerol はグリセロールに脂肪酸3分子が結合している。トリアシルグリセロールから脂肪酸が1つまたは2つ遊離したものはそれぞれジアシルグリセロール diacylglycerol およびモノアシルグリセロール monoacylglycerol であり（図2-36），トリアシルグリセロールがリパーゼの作用をうけると生じる。

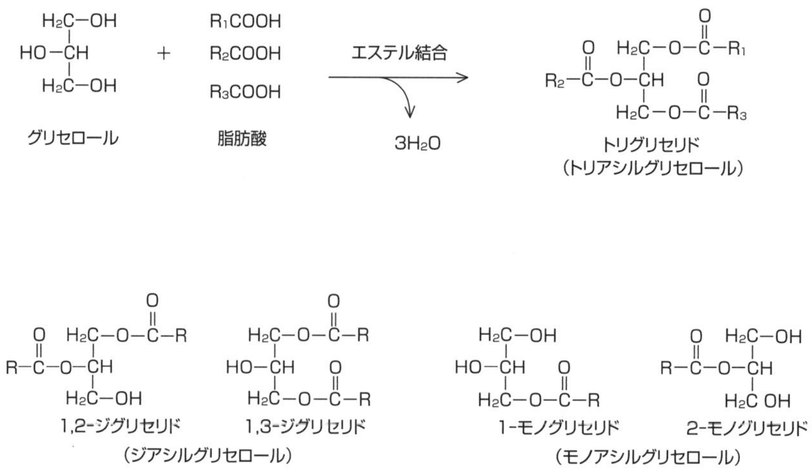

H₂C-OH   R₁COOH
HO-CH   +   R₂COOH   エステル結合
H₂C-OH   R₃COOH   →

3H₂O

グリセロール   脂肪酸

トリグリセリド
（トリアシルグリセロール）

1,2-ジグリセリド
（ジアシルグリセロール）

1,3-ジグリセリド

1-モノグリセリド

2-モノグリセリド
（モノアシルグリセロール）

図 2-36　トリアシルグリセロール，ジアシルグリセロール，モノアシルグリセロール

　トリアシルグリセロールは結合する脂肪酸の飽和度や炭素鎖の長さの違いによって，さまざまなものが生じ，融点や栄養価が異なってくる。天然の脂肪酸の二重結合の立体配置

表 2-12　主な油脂の脂肪酸組成

	名　称	融　点（℃）	飽和脂肪酸（g）	n-3系多価不飽和脂肪酸（g）	n-6系多価不飽和脂肪酸（g）	主要な脂肪酸	備　考
植物性	オリーブ油	0〜6	13.29	0.60	6.64	オレイン酸	エキストラバージンオイル
	ごま油	-20〜0	15.04	0.31	40.88	リノール酸 オレイン酸	
	サフラワー油（ハイオレック）		7.36	0.21	13.41	オレイン酸	べにばな油
	サフラワー油（ハイリノール）		9.26	0.22	69.97	リノール酸	べにばな油
	大豆油		14.87	6.10	49.67	リノール酸	サラダ油
	とうもろこし油	-20〜0	13.04	0.76	50.82	リノール酸 オレイン酸	コーン油
	なたね油	-20〜0	7.06	7.52	18.59	オレイン酸	
	パーム油	27〜50	47.08	0.19	8.97	パルミチン酸 オレイン酸	サラダ油
	綿実油	-5〜5	21.06	0.34	53.51	リノール酸	
	やし油	20〜28	83.96	0	1.53	ラウリン酸	ココナッツオイル
動物性	牛脂	45〜50	41.05	0.17	3.44	オレイン酸 パルミチン酸	ヘット
	ラード	28〜48	39.29	0.46	9.35	オレイン酸 パルミチン酸	豚脂
	食塩不使用バター	20〜30	52.43	0.33	1.72	パルミチン酸 オレイン酸	
加工	ソフトタイプマーガリン（家庭用）		23.04	1.17	11.81	オレイン酸 パルミチン酸	

日本食品標準成分表 2020 年版（八訂）脂肪酸成分表編

は一般にシス型であり，その位置で炭素鎖は互いに近づく方向に曲がる。二重結合の数が多くなると炭素鎖はより大きく折れ曲がって，緊密な結晶を形成できない。そのため低い温度でも液体で，融点が低くなる。実際，植物油には不飽和脂肪酸が飽和脂肪酸よりも多く含まれており，常温で液体状の油であるが，牛脂，ラードおよびバターのような動物性油脂は，折れ曲がりが生じにくく結晶を形成しやすい飽和脂肪酸の量が植物油より多いため，固体状の脂として存在している（表2-12）。

　また，魚油には多価不飽和脂肪酸のアラキドン酸，イコサペンタエン酸およびドコサヘキサエン酸が多く含まれるため，常温で液体状である。

2）ステロール

　ステロール sterol は，4つの環構造を持つステロイド核に水酸基が結合した化合物である。ステロールには，二重結合や枝分かれした側鎖の違いによって多くの種類が存在する。

　動物に多いステロールは**コレステロール** cholesterol である（図2-37）。

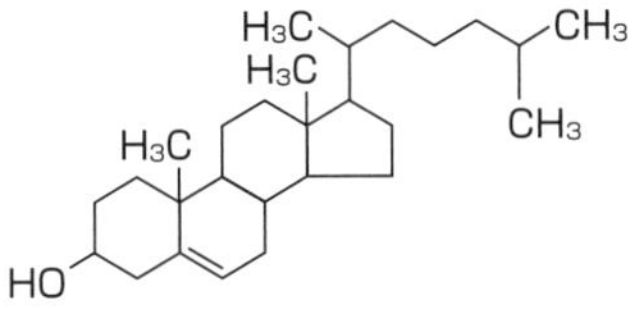

図2-37　コレステロール

表2-13　コレステロールを多く含む食品

食 品	含有量 (mg/100 g)	食 品	含有量 (mg/100 g)
鶏卵（卵黄）	1200	するめいか（焼）	350
するめ	980	たらこ（生）	350
ピータン	680	うに（生）	290
すじこ	510	からふとししゃも	290
キャビア（塩蔵）	500	からしめんたいこ	280
いくら	480	豚肉（レバー）	250
うなぎ（きも）	430	牛肉（レバー）	240
しらす干し（半乾燥）	390	かずのこ（塩蔵）	230
鶏卵（全卵）	370	うなぎ（かば焼き）	230
鶏肉（レバー）	370	身欠にしん	230
しらこ	360	いかの塩辛	230
けんさきいか（生）	350	うるめいわし（丸干し）	220

日本食品標準成分表2020年版（八訂）

　コレステロールは，リン脂質，糖脂質とともに生体膜の構成成分として重要であり，また，胆汁酸や性ホルモンおよび副腎皮質ホルモン，ビタミンD_3の前駆物質なので，毎日，

主として肝臓や小腸などの組織で数グラム作られている。食物として必要量以上のコレステロールを摂り入れると，生体内で過剰となり，このことと動脈硬化や血栓性疾患など生活習慣病との関連が問題となっている。コレステロール含量の多い食品を表2-13に示した。

植物にはシトステロールやエルゴステロールが存在する。エルゴステロールはきのこ類に多く含まれており，植物体内でビタミン D_2 に変化する。

3) ロ　　ウ

ロウ wax は炭素数が18以上のアルコールと長鎖脂肪酸がエステル結合した化合物である。硬く難消化性のために栄養価値はないが，動植物の体を保護する物質として，動物の羽や皮膚，植物の葉や果実の表皮に存在している。主なロウである鯨ロウは，炭素数16の脂肪酸（パルミチン酸）と炭素数16のアルコール（セチルアルコールまたは1−ヘキサデカノール）とがエステル結合したパルミチン酸セチルであり，蜜ロウは炭素数26の脂肪酸（セロチン酸）と炭素数30のアルコール（ミリシルアルコール）の結合したものである。

2-4-5　複合脂質

分子中にアルコールと脂肪酸の他に，リン酸や糖などを含む脂質を複合脂質 compound lipid とよび，リン脂質や糖脂質がある。

1) リ ン 脂 質

リン酸をもつ脂質で，アルコールの種類により**グリセロリン脂質** glycerophospholipid と**スフィンゴリン脂質** sphingophospholipid に分けられるが，食品成分として重要なのはグリセロリン脂質である（図2-38）。

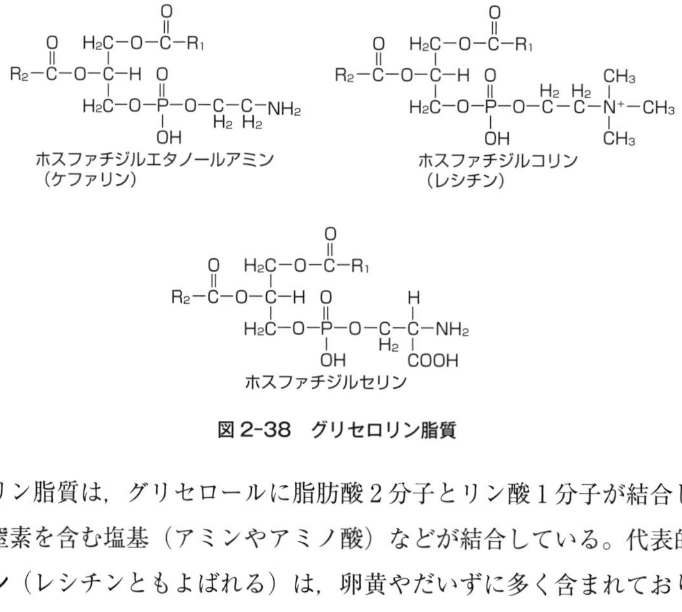

図2-38　グリセロリン脂質

グリセロリン脂質は，グリセロールに脂肪酸2分子とリン酸1分子が結合したホスファチジン酸に窒素を含む塩基（アミンやアミノ酸）などが結合している。代表的な**ホスファチジルコリン**（レシチンともよばれる）は，卵黄やだいずに多く含まれており，乳化性を

もつため食品加工に広く利用されている。

スフィンゴリン脂質は，スフィンゴシンに脂肪酸1分子が酸アミド結合したセラミドにリン酸と塩基が結合したものである。脳や神経組織に含まれるスフィンゴミエリンなどが知られている。

2）糖　脂　質

糖をもつ脂質で，アルコールの種類により**グリセロ糖脂質** glyceroglycolipid と**スフィンゴ糖脂質** sphingoglycolipid に分けられる（図2-39）。

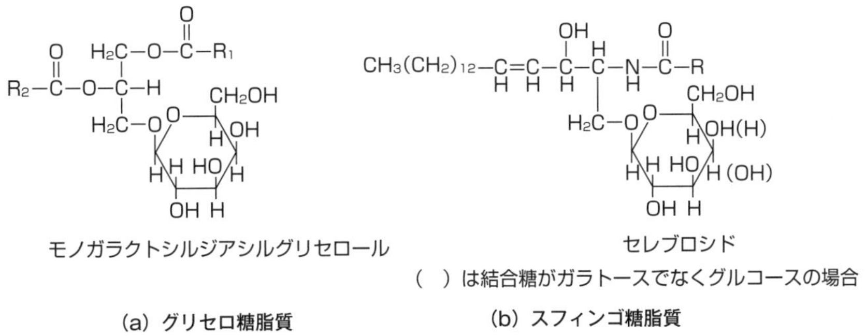

モノガラクトシルジアシルグリセロール

（a）グリセロ糖脂質

セレブロシド

（　）は結合糖がガラトースでなくグルコースの場合

（b）スフィンゴ糖脂質

図2-39　主な糖脂質の化学構造

グリセロ糖脂質は，グリセロールに脂肪酸2分子と糖1分子が結合したもので，穀物，植物の種子や葉に多く含まれる。スフィンゴ糖脂質は，セラミドに糖が結合したもので，動物の脳や神経組織に多い。

3）複合脂質の機能

複合脂質は分子の構造の中に，親水性である極性基と疎水性である非極性基を有している。このためリン脂質や糖脂質は極性基で水に溶け，非極性基で油に溶けるので，これらの複合脂質を用いると油脂を水中に微細な粒子として分散させたり，その逆に水滴を油層の中に分散させたりすることができる。このような状態の液を**エマルション**（乳濁液）といい，その性質を乳化作用とよぶ。ホスファチジルコリンの構造を図2-40に示した。

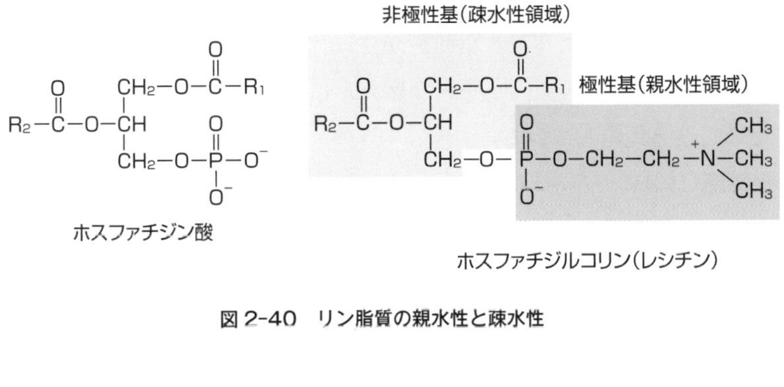

非極性基（疎水性領域）

極性基（親水性領域）

ホスファチジン酸

ホスファチジルコリン（レシチン）

図2-40　リン脂質の親水性と疎水性

2-4-6　脂質の化学的性質

1）ケン化価（SV : saponification value）

　油脂（脂肪）を水酸化カリウムなどのアルカリで加水分解し，グリセロールと脂肪酸のカリウム塩を生じることを**ケン化** saponification という。この反応を図 2-41 に示した。

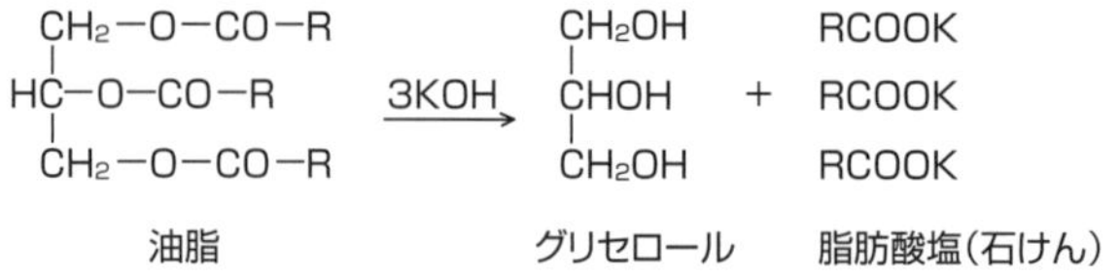

$$CH_2-O-CO-R \qquad CH_2OH \qquad RCOOK$$
$$HC-O-CO-R \xrightarrow{3KOH} CHOH \quad + \quad RCOOK$$
$$CH_2-O-CO-R \qquad CH_2OH \qquad RCOOK$$

油脂　　　　　　　　グリセロール　　脂肪酸塩（石けん）

図 2-41　油脂のケン化（アルカリ加水分解）

　油脂 1 g をケン化するのに必要な水酸化カリウムの mg 数を**ケン化価**という。

　構成脂肪酸の分子量に関係し，分子量の大きい脂肪酸を含む油脂（大豆油，なたね油など）ではケン化価は小さな値になる。分子量が大きいと，単位重量あたりに含まれる脂肪酸分子の数が少なくなるためである。逆に，分子量の小さい脂肪酸を含む油脂（バター，やし油など）では，単位重量あたりに含まれる脂肪酸分子の数が多くなるためケン化価は大きな値になる。

2）ヨ ウ 素 価（IV : iodine value）

　不飽和脂肪酸の二重結合には水素を結合させることができる（水素添加）。不飽和脂肪酸に水素が添加すると飽和脂肪酸に変わり，液体の油から固体状の脂に変化する。不飽和脂肪酸の二重結合に，水素の代わりにヨウ素を結合させて二重結合の量を知ることができる。**ヨウ素価**は脂肪 100 g に添加されるヨウ素の g 数で表わす。不飽和脂肪酸を多く含む脂肪はヨウ素価が高く，飽和脂肪酸の多い脂肪はヨウ素価が小さい。植物油はヨウ素価100 以下を**不乾性油**，100～130 までを**半乾性油**，130 以上を**乾性油**という。不飽和脂肪酸の多い乾性油は，酸素や光，熱により過酸化物を生じ，酸敗しやすい油である。

3）酸　　　価（AV : acid value）

　油脂 1 g に含まれる遊離脂肪酸を中和するのに必要な水酸化カリウムの mg 数を**酸価**という。油脂の加水分解や酸敗の程度を表わす値である。新しい油脂の酸価は低いが，加工，長期貯蔵，酸敗などにより遊離脂肪酸が生成すると酸価が高くなる。日本農林規格（JAS）では，食用精製加工油脂，菓子・即席めんに対してそれぞれ 0.3 を超えないこと，3.0 を越えないことと規定している。

4）過酸化物価（POV : peroxide value）

　過酸化物価は油脂にヨウ化カリウムを加えた場合に遊離されるヨウ素を油脂 1 kg に対するミリ当量数で表わす。過酸化物（ヒドロペルオキシド）は自動酸化の初期に生成し，酸化後期には分解するので，自動酸化初期の指標となる。日本農林規格（JAS）では，食用精製加工油脂，菓子・即席めんに対してそれぞれ 3.0 を超えないこと，30 を超えないことと規定している。

5）カルボニル価（CV : carbonyl value）

カルボニル価は油脂1kg中のカルボニル化合物のミリ当量数またはミリモル数で表わす。油脂の酸化が進行すると，一次酸化生成物である過酸化物が分解して，カルボニル化合物を含む二次酸化生成物ができる。油脂の酸敗によって値が高くなる。

6）チオバルビツール酸価（TBA : thiobarbituric acid value）

過酸化物が分解して生成してくるマロンジアルデヒドなどがチオバルビツール酸（TBA）と反応して生成する赤色色素の量を測定する。油脂，その他の食品，生体組織の酸化（過酸化脂質）の指標として広く用いられている。

2-4-7　脂質の分析法

1）脂　　　質

ジエチルエーテルなどの有機溶媒で抽出し，溶媒留去後に残る物質を脂質とみなす。脂質の測定には，ジエチルエーテルを溶剤とする**ソックスレー抽出法**が一般的な方法として用いられ，他に酸分解法，クロロホルム・メタノール混液抽出法がある。乳類の脂質定量には従来から公定法があり，代表的な方法にレーゼ・ゴットリーブ法，ゲルベル法などがある。

「トリアシルグリセロール当量」は，脂肪酸成分表の各脂肪酸量から換算した量として算出されている。

2）脂　肪　酸

脂肪酸はグリセロールとエステル結合した形で存在するものが多い。脂肪酸の測定は，脂質を抽出した後にアルカリで分解（ケン化）し，揮発性をもたせるためにメチルエステル化してガスクロマトグラフ法で行われる。低級脂肪酸を多く含む食品や乳類などの場合は，プロピルエステル化した後に測定される。

3）コレステロール

コレステロールは遊離型の他，脂肪酸とエステル結合したコレステロールエステルが存在する。コレステロールの測定は，アルカリで分解（ケン化）後，有機溶媒で抽出し，ガスクロマトグラフ法が用いられる。

2-4-8　脂質の変化

食用油脂または油脂を多く含む食品を空気中で長期保存しておくと，酸素によって徐々に酸化されて，不快な酸化臭，着色や粘度の上昇がおこる。このような劣化現象を脂質の**酸敗** rancidity という。これは不飽和脂肪酸の酸化に起因する。酸敗がさらに進行すると毒性を示すようになり食用に適さなくなる。

油脂の酸敗は，自動酸化，加熱による酸化，食品中に共存しているリポキシゲナーゼによる酸化によって起こる場合がある。このうち最も重要なのは**自動酸化** autoxidation である。

自 動 酸 化

　油脂中の不飽和脂肪酸は，空気と接触すると酸素によって容易に酸化される。この生成物が自己触媒的に，脂肪酸の酸化を次々と誘発してゆくので，この反応を自動酸化とよぶ。

　自動酸化は，分子状の酸素によって常温でも起こる酸化で，主に不飽和脂肪酸に起こる反応である。その反応の初期（誘導期）には，酸素の吸収はほとんどないが，この期間を過ぎるとラジカル反応が連鎖的に進み，酸素の吸収や過酸化物価が急増する。次いで，過酸化物（ヒドロペルオキシド）の分解，重合反応が進み油脂の粘度が増加するようになる。自動酸化の反応過程は，誘導，成長，停止からなり，図2-42のように示される。

　(1) 不飽和脂肪酸（LH）から水素原子（$H^+ + e^-$）が引き抜かれ，不飽和脂肪酸ラジカル（L・）が生じる。

　(2) 不飽和脂肪酸ラジカル（L・）に酸素分子が結合し，ペルオキシラジカル（LOO・）となる。

　(3) ペルオキシラジカル（LOO・）は別の不飽和脂肪酸（LH）からあらたに水素原子を引き抜きヒドロペルオキシド（LOOH）となる。(1)〜(3)が繰り返され，連鎖的に反応が進行する。

　(4) 連鎖反応の結果，ラジカルどうしが結合すると多くの重合体を生じ，反応は停止する。

　連鎖反応で蓄積したヒドロペルオキシドは不安定なため酸化分解されて，アルデヒド，ケトン，アルコール，酸などの二次生成物を生成する。これらが油脂の風味の劣化，酸敗臭，酸価の上昇，ヨウ素価の低下の原因となる。また，重合体の生成は粘度を増加させ栄養価の低下をもたらす。重合体は共存するたんぱく質中のアミノ酸残基と結合する。その結果，たんぱく質が重合し，たんぱく質分解酵素（プロテアーゼ）の作用を受けにくくなる。

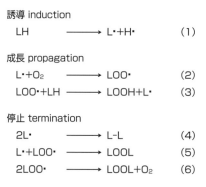

誘導 induction

$$LH \longrightarrow L\cdot + H\cdot \qquad (1)$$

成長 propagation

$$L\cdot + O_2 \longrightarrow LOO\cdot \qquad (2)$$
$$LOO\cdot + LH \longrightarrow LOOH + L\cdot \qquad (3)$$

停止 termination

$$2L\cdot \longrightarrow L\text{-}L \qquad (4)$$
$$L\cdot + LOO\cdot \longrightarrow LOOL \qquad (5)$$
$$2LOO\cdot \longrightarrow LOOL + O_2 \qquad (6)$$

図 2-42　不飽和脂肪酸の自動酸化

　自動酸化は，不飽和脂肪酸を多く含む食品で起こりやすく，不飽和度の高い油脂ほど酸化されやすい。オレイン酸，リノール酸，リノレン酸の自動酸化のされやすさは，およ

そ1：12：25であり，オレイン酸とリノール酸では大きく異なる。これは，自動酸化の初期（誘導）反応である脂肪酸からの水素イオンと電子の引き抜きが，二重結合の隣の炭素でおこりやすいためである。多価不飽和脂肪酸は，*cis,cis*-1,4-ペンタジエン構造（-CH=CH-CH$_2$-CH=CH-）をもっており，2つの二重結合に挟まれたメチレン基（-CH$_2$-）をもつ。このメチレン基は反応性が高く，**活性メチレン基**とよばれる。すなわち，二重結合の隣のメチレン基の水素が紫外線や活性酸素などによって励起されると水素イオンと電子が引き抜かれ，**フリーラジカル**（遊離基）が生じることによる。自動酸化は，光や放射線の照射，酸素の存在以外にも銅，鉄，マンガン，ニッケルなどの金属イオンの共存で著しく促進される。金属イオンはヒドロペルオキシドを分解して容易にペルオキシラジカルなどを生成するためである。

2-4-9　酵素による脂質の酸化

　豆類，穀物および野菜（トマト，なす）などに多く含まれる**リポキシゲナーゼ**は，不飽和脂肪酸を酸化する酵素である。油脂中に*cis,cis*-1,4-ペンタジエン構造(-CH=CH-CH$_2$-CH=CH-）を有するリノール酸，リノレン酸およびアラキドン酸などの不飽和脂肪酸に酸素分子を付加してヒドロペルオキシドを生じる。

　だいずなどの豆臭（青臭さ）の成分は，リポキシゲナーゼによって生成したヒドロペルオキシドが分解された揮発性の化合物ヘキサノールやヘキセナールなどのアルコールやアルデヒドに起因している。また，ヒドロペルオキシドはビタミンAやカロテン類などを酸化分解し，食品の色調を退色させる。小麦粉の漂白はこの作用を利用したものである。

2-4-10　油脂の酸化防止

　油脂の自動酸化は酸素の存在下，熱，光，金属などによって促進されるので，油脂を含む食品の保存性を高めるには，これらの促進因子を除くことが重要である。このために，物理的酸化防止として，光に対しては，暗所・缶や着色びんでの保存，空気（酸素）の遮断として接触面積を小さくする工夫と共に，真空包装や窒素充填包装，酸素除去剤，酸素透過性のない包装容器による保存および低温保存などがあげられる。化学的酸化防止として，リポキシゲナーゼを含む豆類や野菜類の保存には**ブランチング**による酵素失活などがある。また，抗酸化剤の添加は油脂の酸化防止に有効である。

　抗酸化剤（抗酸化物質）antioxidant は，油脂や食品成分の酸化を抑制し，劣化を防止する働きのある物質である。その化学的作用は，油脂の自動酸化反応で生じるペルオキシラジカルに水素（H$^+$+e$^-$）を供与し，他の不飽和脂肪酸からの水素の引き抜きを妨げることによって，連鎖反応が進行するのを阻止する役割をもつと考えられている。フェノール性水酸基を有する多くの物質がこのような抗酸化作用を示す。最も代表的な天然抗酸化剤はトコフェロール（ビタミンE）である（図2-43）。

　植物油にはリノール酸など*cis,cis*-1,4-ペンタジエン構造をもつ不飽和脂肪酸が多いに

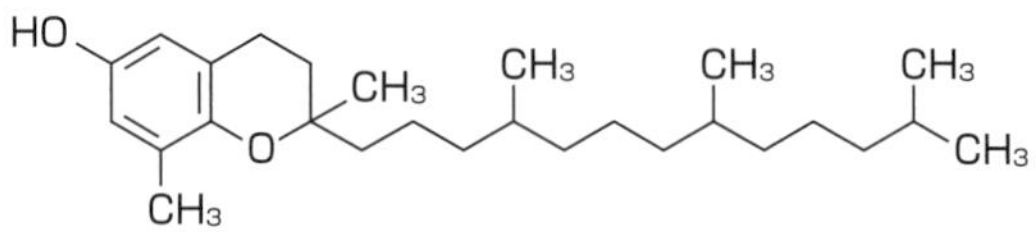

図2-43　抗酸化剤δ-トコフェロール

もかかわらず，酸化されにくく比較的安定なのはトコフェロールを多く含むためである。トコフェロールの油脂中での抗酸化効果は$\delta > \gamma > \beta > \alpha$の順で$\delta$が最も強いが，生体内でのビタミンE活性は$\alpha > \beta > \gamma > \delta$と逆である。

　この他に食品中には，抗酸化性を示す物質としてカテキン類（茶葉），セサモール（ごま），ケルセチン（たまねぎ，ブロッコリー），コーヒー酸（コーヒー），クロロゲン酸（りんご，ごぼう）など多くのフェノール性化合物がある。また，アミノカルボニル反応で生成するメラノイジンにも強い抗酸化性が報告されている。天然抗酸化物質のうち最も利用されているのはトコフェロールである。

　合成抗酸化剤としてBHA（ブチルヒドロキシアニソール），BHT（ブチルヒドロキシトルエン）など（図2-44）が知られているが，対象食品や使用許可量が規定されている。これらの合成抗酸化剤は，天然抗酸化物質より価格などの点で優れているものの，中には発がん性などの疑いがあるなど，安全性に疑いが出ているものもあるので，使用には注意が必要である。

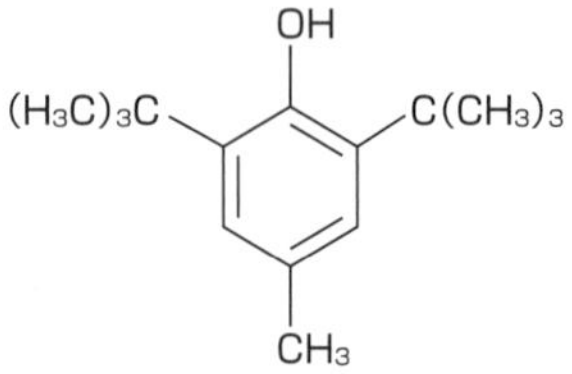

ジブチルヒドロキシトルエン

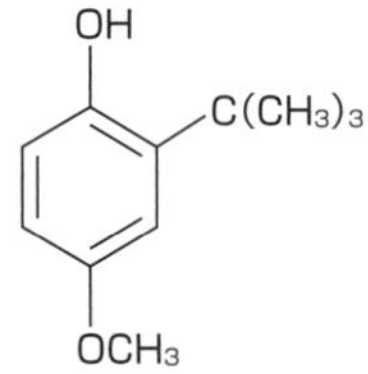

ブチルヒドロキシアニソール

図2-44　合成抗酸化剤

2-4-11　脂質の熱酸化

　揚げ物や炒め物のなど高温加熱時の油の酸化を**熱酸化**という。基本的には自動酸化と同じ反応が起こるが，高温であるため主要な反応は加熱による重合反応である。ヒドロペルオキシドは不安定なため高温（100℃以上）ではほとんど分解し，二次酸化生成物のカルボニル化合物，アルコール，炭化水素や脂肪酸などへ変化するため蓄積されず，過酸化物

価（POV）は高くならない。油脂を高温で長期間加熱すると飽和脂肪酸でも酸化が進行する。また，不快な臭いや泡立ち，粘度の上昇などの油の劣化現象が見られる。油脂の酸化により低分子カルボニル化合物や遊離脂肪酸の増加が見られ，これらが不快な臭いの原因とされている。さらに古い油脂を長時間加熱すると異臭を放つ白煙が発生する。これは**アクロレイン**（$CH_2=CH-CHO$）によるといわれ，トリアシルグリセロールのグリセロールの分解によって生成される。このように劣化した油は有害なものや栄養価値の低下するものもある。

コラム　トランス脂肪酸と活性酸素

1　トランス脂肪酸　trans-fatty acids

マーガリン，ショートニング，ファットスプレッドなどの原料に含まれ，心臓疾患，動脈硬化のリスクを高めるとされている。天然に含まれる不飽和脂肪酸の二重結合はシス型である。そのため，分子の構造は途中で折れ曲がった形となる。ところが，多価不飽和脂肪酸に水素を添加するとシス結合が酸化しにくい直線状のトランス型に変化する。トランス脂肪酸を摂取すると LDL コレステロールを増加させ，HDL コレステロールを減少させることが知られている。また，大量摂取は心疾患のリスクを高くするとの研究もある。

（『新・総合食品事典』，同文書院，2012 より一部引用）

2　活性酸素　active oxygen

呼吸に必要な酸素は，最もエネルギー状態が低く安定な酸素（三重項酸素，$^3O_2$）であるが，この酸素がエネルギーを与えられるとエネルギー状態の高い不安定な酸素（一重項酸素，$^1O_2$）になる。この不安定な酸素は反応性が高く，さまざまな物質と化学反応を起こす。反応性の高い酸素分子には一重項酸素のほかに，三重項酸素が 1 個の電子を受け還元されて生じるスーパーオキシドやヒドロキシルラジカル，さらに過酸化水素などがあり活性酸素とよばれる。これらの酸素分子種は，生鮮食品（食品素材）や加工食品にも存在し，食品の劣化の要因となる。

（『食品学』，東京化学同人，2011 より一部引用）

2-5　ビタミン

ビタミン vitamin は動物の体内で合成されないか，合成されても必要量に満たないため，食物として摂取する必要がある微量の栄養素と定義されており，たんぱく質，炭水化物（糖質）および脂質の代謝をはじめ各種の生体機能の調節因子としてはたらく。ビタミンは生体が正常な機能を維持するために必須の有機化合物であり，溶解性の違いから脂溶性ビタミンと水溶性ビタミンに分類されている。脂溶性ビタミンはビタミン A，ビタミン D，ビタミン E およびビタミン K の 4 種類であり，水溶性ビタミンはビタミン B 群（ビタミン B_1，B_2，B_6 および B_{12}，ナイアシン，葉酸，パントテン酸およびビオチン）とビタミン C の 9 種類である。食品として摂取される化合物にはビタミンそのもののほか

にも体内でビタミンに変換されるものがあり，**プロビタミン** provitamin と呼ばれる。プロビタミンは相当するビタミンに化学構造が類似している。

2-5-1　脂溶性ビタミン

(1) ビタミンA

ビタミンAには**レチノール** retinol（アルコール型），その誘導体であるレチナール retinal（アルデヒド型）およびレチノイン酸 retinoic acids（カルボン酸型）が存在し，総称してビタミンAと呼ばれる（図2-45）。

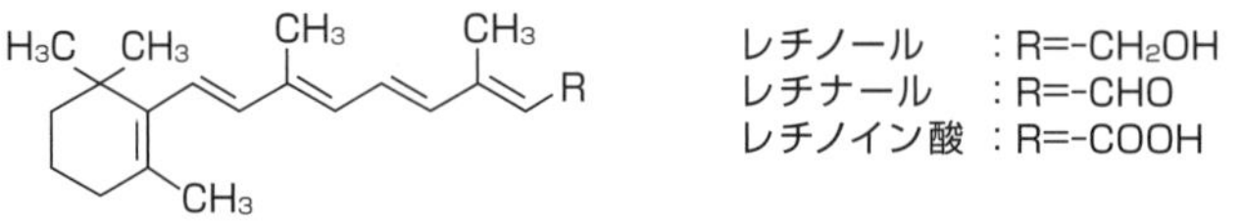

レチノール　：R=-CH₂OH
レチナール　：R=-CHO
レチノイン酸：R=-COOH

図2-45　ビタミンAの構造

また，一般にビタミンAは二重結合に関して全トランス型であるが，部分的にシス型をとる立体異性体も存在している。レチノールは，熱には比較的安定で調理における損失は少ないが，光（特に紫外線）により分解されやすく，また共役二重結合部分が酸化されやすい。酸化されるとビタミンとしての効力を失う。

体内でビタミンAを生成するプロビタミンAにはα-カロテン α-carotene，β-カロテン β-carotene およびβ-クリプトキサンチン β-cryptoxanthin があり，特にβ-カロテンは食品中に多く含まれ生理効果が高い（図2-46）

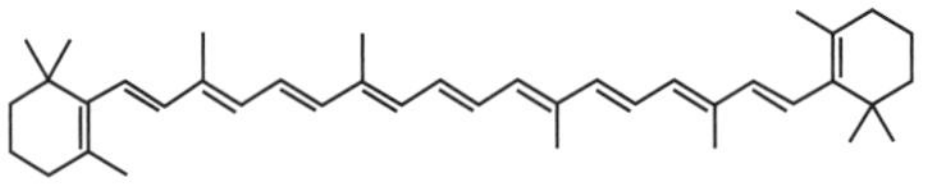

図2-46　β-カロテンの構造

「日本食品標準成分表2020年版（八訂）」（以下成分表と省略）ではレチノール（異性体を分けず全トランスレチノール相当量とする），α-カロテン，β-カロテンおよびβ-クリプトキサンチンをそれぞれ収載するほか，**β-カロテン当量**（β-カロテン当量（μg）＝β-カロテン（μg）＋ 1/2 α-カロテン（μg）＋ 1/2 β-クリプトキサンチン（μg））および**レチノール活性当量**（RAE, retinol activity equivalents，レチノール活性当量（μg）＝レチノール（μg）＋ 1/12 β-カロテン当量（μg））が示されている。

ビタミンAの生理作用はロドプシンの成分，上皮組織の維持，細胞増殖および分化の制御などである。ビタミンAはホルモン様作用を示す。欠乏により夜盲症，感染抵抗力の低下，角膜乾燥症などが起こり，また，過剰により頭痛（脳圧亢進），奇形児の発生などが起こることが知られている。ビタミンAは主として動物性食品（レバー，うなぎ，卵黄，バター，マーガリンなど）に含まれ，プロビタミンAは緑黄色野菜（モロヘイヤ，

にんじん，かぼちゃ，しゅんぎくなど）に多く含まれる。

(2) ビタミンD

ビタミンD（カルシフェロール calciferol）には植物性食品に含まれるD$_2$（**エルゴカルシフェロール** ergocalciferol）と動物性食品に含まれるD$_3$（**コレカルシフェロール** cholecalciferol）があり（図2-47），食品から摂取されるほか紫外線照射により体内でコレステロールからビタミンD$_3$が合成される。ビタミンD$_2$およびD$_3$はヒトではほぼ同等の生理活性をもっており，熱に対して安定で酸化されにくく，調理，加工に対して比較的安定である。

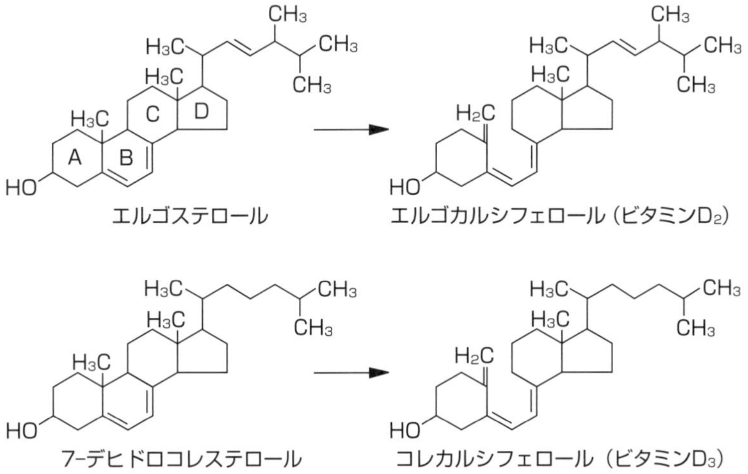

図2-47　プロビタミンDとビタミンDの構造

　紫外線によって生体内でステロイド核のB環（図2-47）が開き，ビタミンDを生成するものをプロビタミンDといい，しいたけに含まれるプロビタミンD$_2$（エルゴステロール）や動物の皮膚に含まれるプロビタミンD$_3$（7-デヒドロコレステロール 7-dehydrocholesterol）がある。

　ビタミンDは，肝臓および腎臓で順に水酸化を受け活性型ビタミンD（1,25-(OH)$_2$D）に変換されることで生理作用を発揮し，カルシウムとリンの代謝に関与して骨の石灰化と成長促進を促す。ビタミンAと同様にホルモン様作用である。欠乏によりこどもではくる病，成人では骨軟化症などが起こり，また，過剰により高カルシウム血症などが起こる。ビタミンD$_2$はきのこ類（干ししいたけ，乾燥きくらげ）などに，ビタミンD$_3$は魚介類（うなぎ，煮干，しらす干し，いわし）などに含まれる。

(3) ビタミンE

　食品に含まれるビタミンEは，主として**トコフェロール** tocopherol であり，α-，β-，γ-，δ-の4種の同族体が存在する（図2-48）。各トコフェロール同族体は，クロマノール環のメチル基の数と位置が異なっている。ビタミンEは水に不溶な淡黄色の油状物質で非常に酸化されやすく，特に光，過酸化物，アルカリ性の条件下で速やかに酸化され

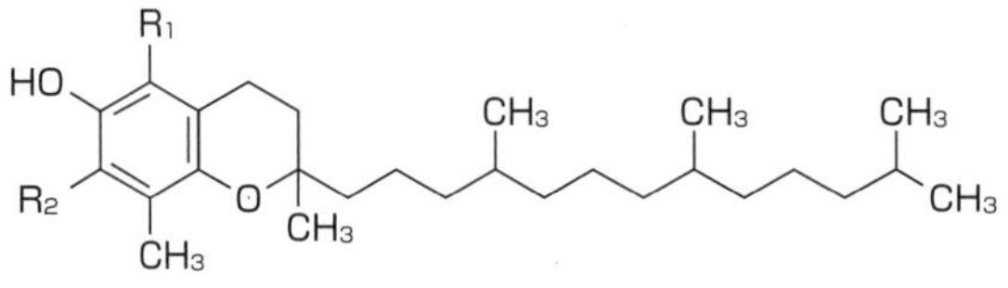

図2-48 ビタミンEの構造

トコフェロール	R_1	R_2
α-トコフェロール	CH_3	CH_3
β-トコフェロール	CH_3	H
γ-トコフェロール	H	CH_3
δ-トコフェロール	H	H

る。4種の同族体の中ではα-トコフェロールが最も生理活性が高く,「日本人の食事摂取基準（2020年版）」（以下食事摂取基準2020と省略）においてα-トコフェロールをビタミンEの指標としていることにあわせて,成分表では各トコフェロール同族体をそれぞれ記載している。

ビタミンEの生理作用は生体内の抗酸化作用であり,不飽和脂肪酸の過酸化を抑制するなど細胞膜の機能維持に関与している。通常の食生活では欠乏症および過剰症はないとされているが,欠乏症状として赤血球が溶血しやすくなることなどが知られている。ビタミンEは,植物油,アーモンド,小麦胚芽,マーガリン,らっかせいなどに含まれるほか,酸化防止のため加工食品に広く使われている。

(4) ビタミンK

ビタミンKには植物由来のK_1（**フィロキノン** phylloquinone）と,微生物由来のK_2（**メナキノン類** menaquinones）が天然に存在しており,黄色の油状物質である（図2-49）。ビタミンKは熱,酸素および酸に対しては安定であるが光およびアルカリ性では不安定である。また,合成品としてはK_3（**メナジオン** menadione）があり,3種のビタミンKの中で最も生理活性が高いことが知られている。ビタミンK_1とK_2の生理活性はほぼ同等であるため,成分表では原則としてビタミンK_1とK_2（メナキノン-4,図2-48中のメナキノンの$n=4$）の合計で示されている。ただし,糸引き納豆などメナキノン-7（$n=7$）を多量に含む食品ではメナキノン-4に換算して合算されている。また,腸内細菌によっても合成され,同様に利用される。

ビタミンKの生理作用は血液凝固の促進（プロトロンビンの生成など）や骨の形成促進（オステオカルシンの生成など）であり,欠乏により血液凝固障害や骨形成障害を起こすことが知られているが,過剰症は通常認められない。ビタミンK_1は緑黄色野菜（しゅんぎく,ほうれんそう,ブロッコリーなど）に含まれ,ビタミンK_2は発酵食品（糸引き納豆やチーズなど）に含まれている。

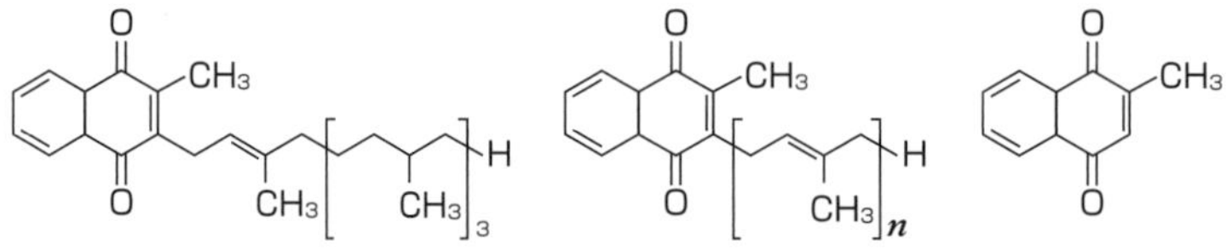

K1：フィロキノン　　　K2：メナキノン　　　K3：メナジオン

図2-49 ビタミンKの構造

2-5-2　水溶性ビタミン

(1)　ビタミンB₁

ビタミンB₁は化学名として**チアミン** thiamin と呼ばれ，最初に発見されたビタミンである（図2-50）。熱や酸には安定であるがアルカリ性では不安定である。水溶性であるため調理や加工の際に煮汁などに溶出しやすい。食品中ではビタミンB₁としてだけでなくリン酸エステルとしてたんぱく質やでんぷんに吸着・結合して存在し，**チアミンピロリン酸** thiamin pyrophosphate（TPP）が生理作用を持つ。成分表では，チアミン塩酸塩相当量として示されている。

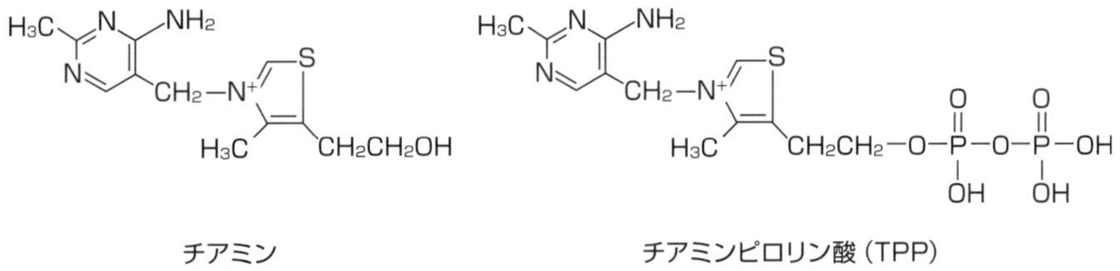

チアミン　　　　　　　　　　　　　チアミンピロリン酸（TPP）

図2-50　ビタミンB₁の構造

ビタミンB₁は補酵素TPPとして糖質や分岐鎖アミノ酸代謝に関与している。欠乏すると脚気（末梢神経障害）などを起こし，アルコール常用者ではウェルニッケ脳症（中枢神経障害）も知られている。一方，過剰に摂取しても尿中に排泄されるため過剰症はない。ビタミンB₁は豚肉，米ぬか，胚芽，酵母，だいずなどに含まれ，白米では搗精（精米）の過程でビタミンB₁が失われることになる。

(2)　ビタミンB₂

ビタミンB₂は**リボフラビン** riboflavin と呼ばれる（図2-51）。ビタミンB₂は比較的水に溶けにくく水溶液は蛍光を発する。また，光やアルカリに不安定であるが，酸や熱には安定であり調理での損失は少ない。生体内では，リボフラビンにリン酸が1分子結合した**フラビンモノヌクレオチド** flavin mononucleotide（FMN）およびFMNにさらにAMP

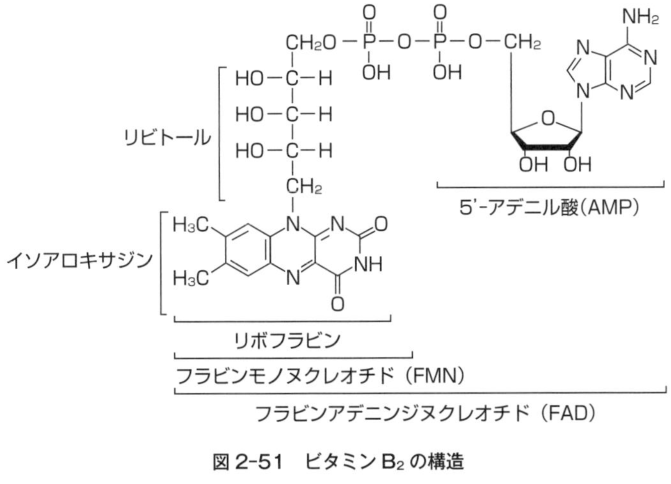

図2-51　ビタミンB₂の構造

が結合した**フラビンアデニンジヌクレオチド** flavin adenine dinucleotide（FAD）として存在している（図2-51）。食品中ではほとんどがFADであり，成分表ではリボフラビン量として示されている。

ビタミンB₂はフラビン酵素の補酵素として酸化還元反応および水酸化反応に関与し，エネルギー産生に重要である。欠乏すると口角炎，舌炎，脂漏性皮膚炎などを起こす。一方，ビタミンB₁と同様に過剰症は報告されていない。ビタミンB₂はレバー，卵黄，うなぎ，牛乳，ヨーグルトなどに含まれる。

（3）ナイアシン

ナイアシン niacin は**ニコチン酸** nicotinic acid と**ニコチンアミド** nicotinamide の総称である（図2-52）。水溶性ビタミンの中で最も安定性が高く，熱，光，酸素，酸，アルカリに対して安定である。ナイアシンは生体内に最も多く存在するビタミンであり，**ニコチンアミドアデニンジヌクレオチド** nicotinamide adenine dinucleotide（NAD$^+$），またはNAD$^+$にリン酸が結合した**ニコチンアミドアデニンジヌクレオチドリン酸** nicotinamide adenine dinucleotide phosphate（NADP$^+$）として存在している（図2-52）。動物性食品にはニコチンアミドとNAD$^+$が，植物性食品にはニコチン酸とNAD$^+$が含まれ，新鮮な食品にはNAD$^+$が多く含まれている。成分表ではニコチン酸相当量として示される。また，ナイアシンは生体内でトリプトファン tryptophan から一部合成されており，食事摂取基準2020では**ナイアシン当量** niacin equivalent（NE，NE（mg）＝ナイアシン（mg）＋1/60トリプトファン（mg））が用いられる。

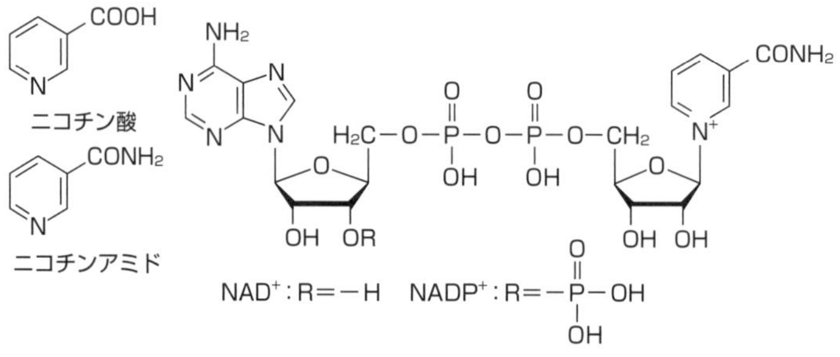

図2-52　ナイアシンとNAD(P)$^+$の構造

ナイアシンはNAD$^+$，NADP$^+$として多くの脱水素酵素（酸化還元酵素）の補酵素としてはたらき，糖質，脂質，たんぱく質の代謝に関与する。欠乏すると**ペラグラ** pellagra（皮膚炎，下痢，精神神経障害など）が起こり，過剰になると皮膚発赤作用，消化管や肝臓の障害などが起こる。食事摂取基準2020における耐容上限量は，成人女性では1日当たりニコチン酸で65 mg，ニコチンアミドで250 mgである。ナイアシンは，たらこ，かつお，まぐろ，レバーなどに含まれる。

（4）ビタミンB₆

ビタミンB₆は**ピリドキシン** pyridoxine，**ピリドキサール** pyridoxal，**ピリドキサミン**

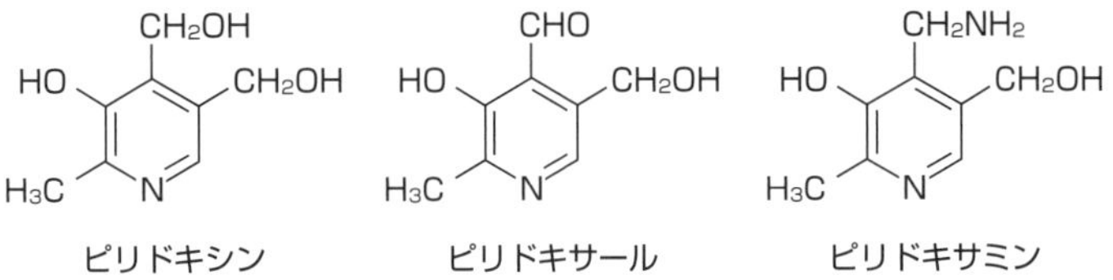

図 2-53　ビタミン B_6 の構造

pyridoxamine とそれぞれの 5'-リン酸エステルなどの総称である（図 2-53）。酸には安定であるが光で分解されやすい。動物性食品ではピリドキサールとピリドキサールリン酸（PLP）が，植物性食品ではピリドキシンとピリドキシンリン酸（PNP）が多く含まれる。成分表では**ピリドキシン相当量**で示される。

　ビタミン B_6 は体内で相互に変換し，PLP が補酵素となる。アミノ基転移反応などアミノ酸代謝に広く関与している。欠乏すると食欲不振，脂漏性皮膚炎，口内炎，中枢神経の異常などが起こり，過剰症としては末梢性感覚性神経症，知覚神経障害，シュウ酸腎臓結石などが知られている。食事摂取基準 2020 における耐容上限量は，成人女性ではピリドキシンとして 1 日当たり 45 mg である。食品では，魚類，肉類，豆類，バナナなどに含まれるが，腸内細菌による合成もありこれも利用されている。

(5) ビタミン B_{12}

　ビタミン B_{12} は**コバラミン** cobalamin と呼ばれる複雑な構造を持った一群の化合物である。共通な構造として，コリン環の中心に 1 原子のコバルトイオンが配位している。熱には強いがアルカリ性下で加熱すると分解する。

　生体内では，B_{12} 補酵素としてメチル基転移反応などを行い，核酸の合成，アミノ酸や糖質の代謝に関与する。腸内細菌による合成もあり欠乏は起こりにくいが，欠乏すると悪性貧血が起こる。過剰症はないと考えられている。ビタミン B_{12} は貝類，レバー，牛乳などの動物性食品に含まれる。日本食品標準成分表 2020 年版（八訂）では，シアノコバラミン相当量で示される。

(6) 葉　　酸

　葉酸 folic acid はプテリジン，パラアミノ安息香酸，グルタミン酸が結合した構造をしている（図 2-54）。光，熱，酸素に対して不安定で容易に分解する。

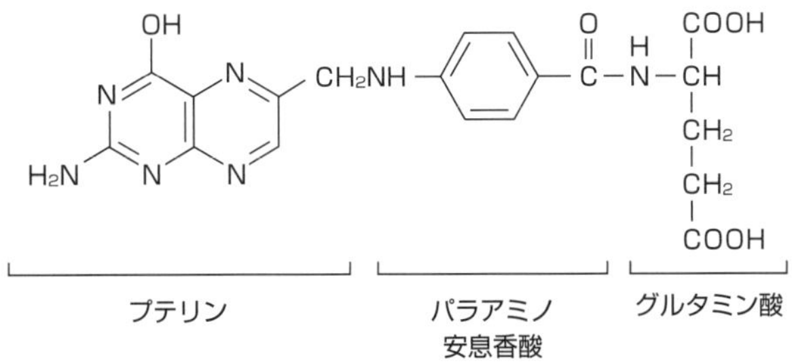

図 2-54　葉酸の構造

食品中では**5,6,7,8-テトラヒドロ葉酸**（THF，補酵素型）とその誘導体として存在する。生体内では補酵素として，セリン，核酸塩基の合成，ポルフィリン核の合成などに関与する。腸内細菌による合成もあり欠乏は起こりにくいが，欠乏すると巨赤芽球性貧血（悪性貧血）が起こる。妊娠初期の欠乏では胎児の神経管形成不全が知られているため，特定保健用食品（疾病リスク低減型）の関与成分である。通常では過剰症は認められないが，食事摂取基準2020における耐容上限量は，成人女性ではプテロイルモノグルタミン酸として1日当たり900～1,000 μgである。葉酸は，ほうれんそう，レバー，ブロッコリー，緑茶，えだまめなどに含まれる。

(7) パントテン酸

パントテン酸 pantothenic acid はパントイン酸にβ-アミノ酸であるβ-アラニンが結合した構造をしている（図2-55）。油状の物質であり，酸，アルカリ，熱で分解しやすい。

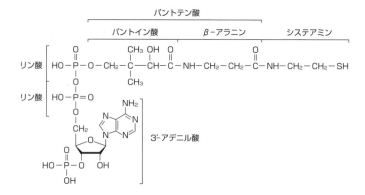

図2-55　パントテン酸と補酵素Aの構造

パントテン酸は**補酵素A**（コエンザイムA，CoA）を構成して脂肪酸の合成や分解，アセチルコリンやステロイドホルモンの合成などに関与する。腸内細菌による合成もあるため欠乏は起こりにくいが，不足すると皮膚炎，副腎障害などが起こる。通常では過剰症は認められていない。パントテン酸はレバー，子持ちかれい，納豆などに含まれる。

(8) ビオチン

ビオチン biotin は硫黄原子を含むビタミンであり，熱，光，酸に対して安定である（図2-56）。食品中ではたんぱく質のリシンに結合したものが多い。卵白に含まれるアビジンと結合して，吸収が阻害される。

ビオチンは炭酸固定反応を行う酵素の補酵素として糖新生，脂肪酸合成，アミノ酸代謝に関与する。腸内細菌による合成もあり欠乏は起こりにくいが，不足すると皮膚炎，脱

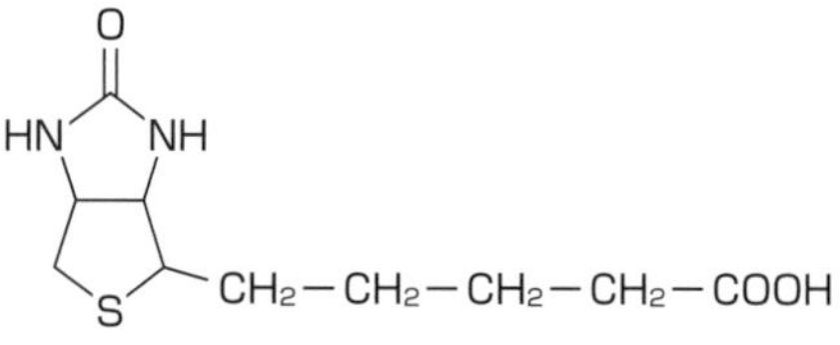

図2-56　ビオチンの構造

毛，神経障害などが起こる。通常では過剰症は認められていない。ビオチンはレバー，卵，だいずなどに含まれる。

(9) ビタミンC

ビタミンCは**アスコルビン酸** ascorbic acid（還元型）と**デヒドロアスコルビン酸** dehydroascorbic acid（酸化型）の総称であり，相互に変換する（図2-57）。アスコルビン酸は酸化されやすく熱やアルカリによって分解されやすいため，溶出を含め調理による損失が大きい。

アスコルビン酸は還元作用が強く，食品の褐変を抑制するなど抗酸化剤としてはたらく。生体内においても酸化還元反応において還元剤として作用し，鉄の還元（鉄の吸収促進），ニトロソアミンや過酸化脂質の生成抑制に関与する。また，コラーゲンの生合成やチロシン，フェニルアラニン代謝に関与する。欠乏すると壊血病（毛細血管からの出血，骨の発育不全）が起こる。過剰症は認められていない。ビタミンCは果実類，野菜類，いもなどに多く含まれる。

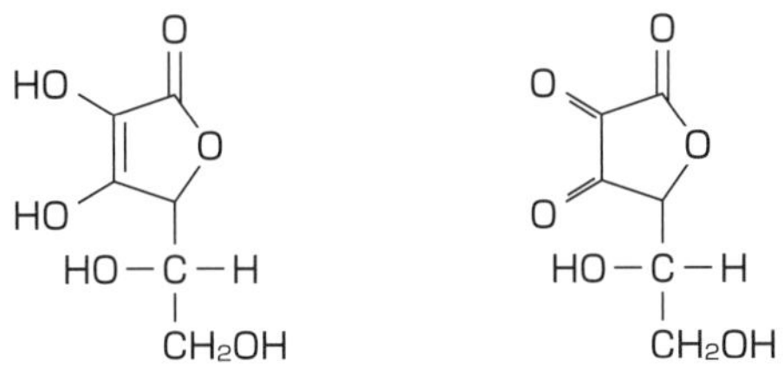

L-アスコルビン酸　　　　　　　デヒドロアスコルビン酸
（還元型ビタミンC）　　　　　　（酸化型ビタミンC）

図 2-57　L-アスコルビン酸とデヒドロ-L-アスコルビン酸の構造

2-5-3　ビタミンの測定法

「日本食品標準成分表2020年版（八訂）」に収載されている各ビタミンの数値は基本的に同書および「日本食品標準成分表2020年版（八訂）分析マニュアル」に記載の方法に従って測定されたものである。他の栄養素と同様に抽出，分離，定量法が定められており，化学構造が多様であるため測定方法もそれぞれ異なっている。**高速液体クロマトグラフ法** high performance liquid chromatography（HPLC法）が多用されていることや**微生物学的測定法**が採用されていることが特徴である。各ビタミンの測定法を表2-14にまとめた。

表 2-14　ビタミンの測定法

成　分	試料調製法	測　定　法
レチノール	けん化後，不けん化物を抽出分離，精製	ODS 系カラムと水-メタノール混液による UV 吸収検出-HPLC 法
α-および β-カロテン，β-クリプトキサンチン	ヘキサン-アセトン-エタノール-トルエン混液抽出後，けん化，抽出	ODS 系カラムとアセトニトリル-メタノール-テトラヒドロフラン-酢酸混液による Vis 吸収検出-HPLC 法
チアミン（ビタミン B$_1$）	酸性水溶液で加熱抽出	ODS 系カラムとメタノール-（0.01 M リン酸二水素ナトリウム-0.15 M 過塩素酸ナトリウム）混液による分離とポストカラムでのフェリシアン化カリウムとの反応による蛍光検出-HPLC 法
リボフラビン（ビタミン B$_2$）	酸性水溶液で加熱抽出	ODS 系カラムとメタノール-酢酸緩衝液による蛍光検出-HPLC 法
アスコルビン酸（ビタミン C）	メタリン酸溶液でホモジナイズ抽出，酸化型とした後，オサゾン生成	順相型カラムと酢酸エチル-*n*-ヘキサン-酢酸-水混液による Vis 吸収検出-HPLC 法
カルシフェロール（ビタミン D）	けん化後，不けん化物を抽出分離	順相型カラムと 2-プロパノール-*n*-ヘキサン混液による分取 HPLC 法の後，逆相型カラムとアセトニトリル-水混液による UV 吸収検出-HPLC 法
トコフェロール（ビタミン E）	けん化後，不けん化物を抽出分離	順相型カラムと酢酸-2-プロパノール-*n*-ヘキサン混液による蛍光検出-HPLC 法 または逆相型カラムとメタノールによる蛍光検出-HPLC 法
フィロキノン類，メナキノン類（ビタミン K）	アセトンまたはヘキサン抽出後，精製	還元カラム-ODS 系カラムとメタノールまたはエタノール-メタノール混液による蛍光検出-HPLC 法
ナイアシン	酸性水溶液で加圧加熱抽出	*Lactobacillus plantarum* ATCC8014 による微生物学的定量法
ビタミン B$_6$	酸性水溶液で加圧加熱抽出	*Saccharomyces cerevisiae* ATCC9080 による微生物学的定量法
ビタミン B$_{12}$	緩衝液及びシアン化カリウム溶液で加熱抽出	*Lactobacillus delbrueckii* subsp. *lactis* ATCC7830 による微生物学的定量法
葉　酸	緩衝液で加圧加熱抽出後，プロテアーゼ処理，コンジュガーゼ処理	*Lactobacillus rhamnosus* ATCC7469 による微生物学的定量法
パントテン酸	緩衝液で加圧加熱抽出後，アルカリホスファターゼ，ハト肝臓アミダーゼ処理	*Lactobacillus plantarum* ATCC8014 による微生物学的定量法
ビオチン	酸性水溶液で加圧加熱抽出	*Lactobacillus plantarum* ATCC8014 による微生物学的定量法

UV：紫外部，Vis：可視部，HPLC 法：高速液体クロマトグラフ法．
日本食品標準成分表 2020 年版（八訂）による

2-6　ミネラル

　ヒトの生命維持に必要不可欠な元素を，**必須元素** essential element という。食品中の栄養成分を構成する必須元素のうち，水分と有機化合物を構成する元素（炭素，水素，酸素，窒素）以外の元素を総称して**ミネラル** mineral，もしくは無機質という。有機化合物である炭水化物やたんぱく質，脂質，ビタミンでは成分ごとに名称がつけられているが，ミネラルの場合はカルシウムやマグネシウムというように元素名で呼ぶ。生体中でミネラルに該当する元素は 20 種類程度が知られているが，体内での存在比は，全体の 5 % にも満たない。ミネラルのうち，人体中の存在比率が高く，1 日の摂取必要量が多いもの（成人で 1 日当たり 100 mg 以上の摂取が必要なもの）を**常量元素** macroelement，逆に，人体にわずかしか含まれておらず，1 日の摂取必要量が少ないもの（成人で 1 日当たりの摂

取必要量が 100 mg 以下のもの）を**微量元素** trace element というように大別される。

　ミネラルは体内で骨や歯，血液などの構成成分となる他，補酵素の様に酵素の構成成分となり，酵素の働きを助ける。また，体液に溶けて体液の pH や浸透圧を調節する役割も担い，神経細胞や筋肉細胞に含まれるミネラルは神経や筋肉を正常に働かせる作用がある。

　体の中のミネラルは，汗や尿といった形で体外へ排出される。それによって生じるミネラルの不足は食事によって補う必要があるが，炭水化物やたんぱく質の様な有機物と違い，ミネラルはすべての生物の体内で新しく生合成することができない。ミネラルはあくまでも土壌中や海，川の水に含まれているものが回りまわって最終的に食品となり，その食品を摂取することで，我々はミネラルを体内に補給している。食品中のミネラル含量はその食品ができた場所による影響をかなり受け，同じ食品であってもどこで作ったか，どこで獲れたかで，ミネラルの含量に大きな差異が生じるケースがある。そのため，ダイエットや偏食のみならず，特定のミネラルがほとんど含まれていない様な土壌で育った食品ばかりを食べていると，これもまたミネラルの摂取量が不足してしまう。

　そうしてミネラルの摂取量が不足すると，欠乏症が発症する。欠乏症はどの栄養成分が足りなくなっても起こる症状だが，ミネラルについては種類が多いのと，それぞれのミネラルが個々に役割を担っているため，栄養成分の中では欠乏症が発症しやすいという特徴がある。

2-6-1　主なミネラル

(1) 常量元素

　常量元素のうち，ナトリウム，カリウムを含む主な食品を表 2-15 に，カルシウム，マグネシウム，リン含む主な食品を表 2-16 に示す。

表 2-15　ナトリウム，カリウムを含む主な食品

ナトリウム (mg/100 g)		カリウム (mg/100 g)	
食塩	39,000	ほしひじき (乾)	6,400
梅干し (塩漬)	7,200	だいず (全粒, 黄大豆, 国産, 乾)	1,900
こいくちしょうゆ	5,700	ほうれんそう (葉, 通年平均, 生)	690
米みそ (淡色辛みそ)	4,900	さといも (生)	640
即席中華めん (油揚げ味付け)	2,500	かつお (春獲り, 生)	430

日本食品標準成分表 2020 年版（八訂）

1) ナトリウム　sodium (Na), カリウム　potassium (K)

　共に体の中では体液に溶解し，イオンの状態で存在している。細胞内にカリウムイオン，細胞外にナトリウムイオンがあり，細胞内外の水分はこの 2 つのイオンに引っ張られるようにして存在している。細胞にはナトリウム–カリウムポンプという機能がついており，細胞外のナトリウム量が増加して細胞内に流入すると，カリウムを細胞内に取り込んでナトリウムを細胞外へ排出する。この細胞内外のカリウムとナトリウムの量は一定のバランスが保持されており，細胞内外の水分量や，浸透圧，pH を一定に保つ働きをしている。

　ナトリウムは通常，**食塩** NaCl として摂取している。食塩は色々な料理や加工食品，特にみそやしょうゆに多量に使用されている。そのため，普通に食事をしていればナトリウム不足になることは，まず起こり得ない。ナトリウムの場合はむしろ摂取過剰の方が問題で，ナトリウムを摂取しすぎると本来細胞外にあるナトリウムが細胞中にまで入り込み，その時一緒に水を細胞の中に入れてしまうので，細胞が水で膨れ上がり，それがむくみの原因になる。逆に，細胞外のナトリウムが多くなると細胞から水が出てしまい，その影響で血液量が増えて，血圧が上昇する。そのため，日本人の食事摂取基準（2020 年版）では，食塩の目標量は成人男性で 1 日当たり **7.5 g 未満**，成人女性で **6.5 g 未満**（いずれも食塩相当量換算）とかなり低く設定されている。

　カリウムには，体の中で過剰になったナトリウムの排出を促進して，体内のナトリウム量を下げるという働きがある。そうして，ナトリウム過剰によって起こる高血圧やむくみなどの症状を改善する。

　カリウムは植物性食品全般に多く含まれている他，肉や魚にも含まれるので，普通に食事していればカリウム不足なることはない。ただし，ナトリウム摂取との関係から，ナトリウムの体外への排出を促進するためにもカリウムの摂取も多めにした方がよいということで，日本人の食事摂取基準（2020 年版）では，カリウムの目安量は，成人男性で 1 日当たり **2,500 mg**，成人女性で **2,000 mg**，目標量では成人男性で 1 日当たり **3,000 mg 以上**，成人女性で **2,600 mg 以上**となっている。

2）**カルシウム**　calcium（Ca）

　体内に最も多く存在しているミネラルで，大部分はリン酸と結合し，リン酸カルシウムの形で骨や歯を形成するために使われている。1 ％程度のカルシウムは血液や細胞内にあり，血液の凝固を防いだり，神経の興奮を抑えたりといった様々な生理作用に関わる。

　カルシウムは最も摂取が不足しているミネラルで，日本人の食事摂取基準（2020 年版）では推奨量として成人男性で 1 日当たり **700〜800 mg**，成人女性で **600〜650 mg** と定められているが，長年にわたってその量を下回る状態が続いている。

　カルシウムを多く含む食材としては，牛乳や乳製品，小魚といった動物性食品の他，だいずや野菜類，ひじきなどがある。ただし，カルシウムの吸収は食品の中に含まれる他の成分による影響を受けやすい。ビタミンＤやクエン酸，機能性成分のカゼインホスペプチドなどはカルシウムの吸収率を高めるが，一方，ナトリウムやリン，食物繊維，シュウ酸，フィチン酸，アルコールなどはカルシウムの吸収を阻害する。食品ごとのカルシウム吸収率にも違いがあり，牛乳や乳製品ではカルシウムの吸収率が 60 ％程度と高めだが，えびやひじきでは，吸収率が約 30 ％と悪くなっている。

3）**マグネシウム**　magnesium（Mg）

　カルシウムと同じようにリン酸と結合し，リン酸マグネシウムとして骨を構成する。それ以外では，マグネシウムは色々な酵素の働きをサポートするのに使われており，そう

いった酵素の働きを介して，体の調子を整える役割をしている。

マグネシウムは**クロロフィル** chlorophyll の構成成分となっているため，植物性の食品全般に多く含まれている。

4）リ　　　ン　phosphorus（P）

他の無機質と異なり，リン単独ではなく，酸素や水酸基と結合した**リン酸** phosphoric acid という形で存在している。さらに，そのリン酸がカルシウムやマグネシウムといった他の無機質と結合して，リン酸塩という形になっている。このリン酸塩の形で骨や歯を構成している。リン酸塩以外のリンは，リン脂質として細胞膜を構成する，核酸や ATP の構成成分となるなどの形で体内に存在する。

リンは食品全般に多く含まれるが，特に保存料などの食品添加物として，加工食品に多く含まれる。そのため，普通に食事していればリン不足なることは無い。むしろ過剰摂取

表 2-16　カルシウム，マグネシウム，リン含む主な食品

カルシウム （mg/100 g）		マグネシウム （mg/100 g）		リン （mg/100 g）	
ほしひじき（乾）	1,000	乾燥わかめ（素干し）	1,100	するめ	1,100
プロセスチーズ	630	ごま（乾）	370	プロセスチーズ	730
まいわし（丸干し）	440	アーモンド（乾）	290	まいわし（丸干し）	570
パセリ（葉，生）	290	だいず（全粒, 黄大豆, 国産, 乾）220		ごま（乾）	540
牛乳	110	玄米	110	だいず（全粒, 黄大豆, 国産, 乾）490	

日本食品標準成分表 2020 年版（八訂）

の方が問題となっており，リンを過剰に摂取すると，一緒に摂取したカルシウムと腸の中で結合してリン酸カルシウムという不溶性の塩を形成し，結果として，カルシウム不足を引き起こして骨を弱くしてしまう。

（2）微 量 元 素

微量元素のうち，鉄，銅，亜鉛，マンガンを含む主な食品を表 2-17 に，ヨウ素，セレン，クロム，モリブデンを含む主な食品を表 2-18 に示す。

1）鉄　iron（Fe）

赤血球に含まれる**ヘモグロビン**の構成成分で，体中に酸素を運ぶ役目を担っている。ヘモグロビンだけでなく，筋肉に含まれるミオグロビンや，鉄輸送たんぱく質のトランスフェリンなどの構成成分でもある。こういった，酸素を運搬する機能を持ったたんぱく質に含まれる鉄を**機能鉄**といい，体の中にある鉄の約 75 ％は機能鉄として使われている。残りの 25 ％の鉄は肝臓や骨髄といった組織にあり，機能鉄が不足した時の補給用に蓄えられている。こういった鉄を**貯蔵鉄**という。

鉄が不足するとヘモグロビンが作られなくなるので体内が酸欠状態となり，動悸，息切れ，めまい，疲労感，食欲不振といった，いわゆる貧血という症状が発症する。

鉄を含む食材としては，レバーに代表される肉類，魚介類といった動物性食品や，だいず，緑黄色野菜，海藻といった植物性食品など，色々な食材に鉄は含まれている。ただし，食品に含まれる鉄には，ヘムと結合した**ヘム鉄**と，遊離鉄の状態である**非ヘム鉄**とい

う2つのタイプがあり，肉や魚ではヘム鉄が多く，植物性食品や卵，牛乳では非ヘム鉄が多い。ヘム鉄の場合は鉄の酸化状態が Fe^{2+} となっているが，非ヘム鉄では Fe^{3+} となっている。電子1つの違いだが，これが鉄の吸収率に大きく影響し，ヘム鉄の方は摂取したうちの30％程度が体内に吸収されるが，非ヘム鉄の吸収率は5％程度とかなり低い。

鉄についても吸収を促進する因子，阻害する因子があり，特にビタミンCは還元作用によって非ヘム鉄の Fe^{3+} を Fe^{2+} に変え，鉄の吸収率を良くする働きがある。

2）亜　　鉛　zinc（Zn）

様々な酵素の構成成分となっており，たんぱく質やDNAの合成，糖質や脂質の代謝，インスリンの合成など，体内の様々な反応に関係している。また，亜鉛は新しい細胞の形成に必要で，特に，舌にある**味蕾**という味を感じる組織の形成に不可欠である。さらに，亜鉛は生殖機能の維持に関わっている。そのため，亜鉛が不足すると，子どもでは成長障害，大人では味覚異常や皮膚病，男性では精子数の減少などの障害が起こる。

亜鉛を多く含む食材としては，魚介類や肉類，穀類などがあり，特に貝類のかきに多く含まれている。普通に食事をしているときには亜鉛が不足することはないが，加工食品にはリン酸のような亜鉛の吸収を阻害したり，亜鉛を排泄してしまうような成分が含まれているため，加工食品の摂取量が多いと，味覚障害のような亜鉛欠乏症が発症することがある。

3）銅　copper（Cu）

鉄との関係が深く，鉄を含むヘモグロビンを合成する際に銅を含む酵素が必要になる。そのため，銅が不足するとヘモグロビン合成が滞るため，鉄の供給量は十分であっても貧血が発症する。また，銅には小腸での鉄の吸収を助ける役割もある。銅はヘモグロビン以外にも，コラーゲンやエラスチンといったたんぱく質の合成にも関わっている。

銅を含む食材でよく知られているのは，いかやたこ，しゃこといった，海棲の軟体動物や甲殻類で，レバーやだいずなどにも多く含まれている。

4）マンガン　manganese（Mn）

主に酵素の構成成分として使われており，骨形成，炭水化物やたんぱく質，脂質の代謝，抗酸化作用などに関わる酵素に，マンガンを必要とするものがある。

マンガンは，植物性食品，特に穀類や豆類，種実類といった食材に多く含まれる。マンガンが不足すると骨の弱化や疲労感，子供であれば成長障害が起きたりするが，普通に食事をしていればマンガン不足になることはない。

5）ヨ　ウ　素　iodine（I）

人の首付近にある甲状腺から分泌される甲状腺ホルモンの成分として使われている。甲状腺ホルモンは交感神経を刺激し，体の中の新陳代謝を活発にして，発育を促進したり，安静時の基礎代謝を増やしたりといった働きがある。

ヨウ素は，海藻や魚介類といった海産物に多い。ヨウ素の摂取が不足すると**甲状腺腫**という甲状腺が肥大して機能が低下するという症状が出るが，また，ヨウ素の過剰摂取でも

発症する。日本ではヨウ素の摂り過ぎによる甲状腺腫が起きた例がある。そのため，ヨウ素については，日本人の食事摂取基準（2020年版）では男女とも，成人で1日当たり3,000μg までと耐容上限量が定められている。

6) セレン　selenium（Se）

グルタチオンペルオキシダーゼという酵素を構成する成分で，この酵素は体内にある活性酸素を除去する働きをもつと共に，体内にできた過酸化脂質を分解する。

セレンは魚介類に多く含まれており，植物性食品ではネギなどに多く含まれる。セレンについても普通の食事で摂取が不足することはない。

7) クロム　chromium（Cr）

インスリンの作用を助けて糖の代謝を活発にする役割を担う他，脂質の代謝も活発にする作用があり，血中の中性脂肪やコレステロールの値の調節に関わる。

クロムは肉や魚介類，海藻など，いろいろな食材に含まれている成分なので，普通の食事をしていれば，クロムの摂取が不足することはない。

8) モリブデン　molybdenum（Mo）

肝臓や腎臓にある酵素の活性化に関わっており，糖質や脂質の代謝を助けたり，尿酸の生成や鉄の利用を高める働きをする。

モリブデンは豆類や穀類，乳製品，レバーなど，植物性，動物性問わず色々な食品に含まれている。そのため，普通の食事でモリブデンの摂取が不足することはない。

食事摂取基準が定められていないミネラルとして，ビタミンB_{12}の構成要素である**コバルト**　cobalt（Co），歯や骨の構成に関わる**フッ素**　fluorine（F），アミノ酸の構成要素である**イオウ**　sulfur（S），胃酸の構成要素である**塩素**　chlorine（Cl）などがある。

表2-17　鉄，銅，亜鉛，マンガンを含む主な食品

鉄（mg/100 g）		亜鉛（mg/100 g）		銅（mg/100 g）		マンガン（mg/100 g）	
あおのり（素干し）	77.0	かき（養殖，生）	14.0	ほたるいか（生）	3.42	あおさ（素干し）	17.00
ほしひじき（鉄釜，乾）	58.0	ぶた肝臓（生）	6.9	しゃこ（ゆで）	3.46	きくらげ（乾）	6.18
ぶた肝臓（生）	13.0	たたみいわし	6.6	いいだこ（生）	2.96	小麦粉（全粒粉）	4.02
しじみ（生）	8.3	ごま（乾）	5.5	ごま（乾）	1.66	くるみ（いり）	3.44
こまつな（葉，生）	2.8	さくらえび（素干し）	4.9	そらまめ（全粒，乾）	1.20	あずき（全粒，乾）	1.09

日本食品標準成分表2020年版（八訂）

表2-18　ヨウ素，セレン，クロム，モリブデンを含む主な食品

ヨウ素（μg/100 g）		セレン（μg/100 g）		クロム（μg/100 g）		モリブデン（μg/100 g）	
まこんぶ（素干し）	200,000	かつお節	320	あおのり（素干し）	39	りょくとう（全粒，乾）	410
ほしひじき（乾）	45,000	ぶた腎臓（生）	240	こしょう（黒，粒）	30	ささげ（全粒，乾）	380
わかめ（原藻，生）	1,600	あんこう（きも，生）	200	ほしひじき（乾）	26	えんどう（全粒，乾）	280
まだら（生）	350	ずわいがに（生）	97	黒砂糖	13	そらまめ（全粒，乾）	260
うずら卵（全卵，生）	140	卵黄（生）	47	さざえ（生）	6	ぶた肝臓（生）	120

日本食品標準成分表2020年版（八訂）

2-6-2 ミネラルの測定法

　食品中のミネラル量を測定する場合，食品中に含まれるミネラル量が水分や有機化合物の量と比較してかなり少ないため，事前に前処理を行って食品試料から余分な成分を除去する必要がある。ナトリウムおよびカリウムでは，食品試料を 1 ％塩酸溶液に浸し，ナトリウムおよびカリウムを抽出する希酸抽出法，カルシウム，マグネシウム，リン，鉄，亜鉛，銅およびマンガンでは，食品試料を電気炉にて 550 ℃で加熱し，水分を蒸発および有機化合物を熱分解除去して灰化した後，得られた灰を 20 ％塩酸で蒸発乾固して有機化合物を完全に除去する乾式灰化法，ヨウ素では，食品試料を 0.5 ％テトラメチルアンモニウムハイドライド溶液に浸し，ヨウ素を抽出するアルカリ分解法，セレン，クロムおよびモリブデンでは，硝酸と過酸化水素を用いたマイクロ波酸分解法を行う。

　こうして試料調製を行った後，ミネラル量の測定を行う。ナトリウム，カリウム，カルシウム，マグネシウム，鉄，亜鉛，銅およびマンガンでは，原子吸光光度計を用いた**原子吸光法**（atomic absorption analysis）を用いる。1 ％塩酸に試料を溶解して作成した試料溶液を噴霧し，これをアセチレンガスのバーナーの炎で燃やしてミネラルを原子化する。そこに特定波長の光を照射して吸光度を測定する。それぞれのミネラル測定で用いる波長を表 2-19 に示す。得られた吸光度と，事前に濃度既知の標準溶液を用いて作成した検量線から，試料溶液中のミネラル濃度を求める。その際，カルシウムとマグネシウムでは共存するリン酸による干渉作用を抑制するため，ランタンもしくはストロンチウムといった干渉抑制剤を加える。吸収する光の波長はミネラルごとに異なるため，測定したいミネラルに合わせて波長の異なる光源を用意する。

表 2-19　原子吸光法での測定波長

元素名	波長（nm）	元素名	波長（nm）
Na	589.0	Fe	248.3
K	766.5	Zn	213.8
Ca	422.7	Cu	324.7
Mg	285.2	Mn	279.5

　リンでは，バナドモリブデン酸吸光光度法またはモリブデンブルー吸光光度法を用いる。ヨウ素，セレン，クロムおよびモリブデンでは，誘導結合プラズマ質量分析装置（ICP-MS）を用いた ICP 質量分析法を用いる。

章末問題

問1 食品中の水分に関する記述である。正しいのはどれか。1つ選べ。

(1) 食品に含まれる水分は自由水と結合水に大別され，結合水は酵素反応などには容易に利用されるが，微生物には利用されにくい。

(2) 水分活性とは，食品に含まれる全水分中の結合水の割合を示すものである。

(3) でんぷん，たんぱく質などの成分の表面に結合している水は，水2〜3分子の層からなる多分子層の水である。

(4) 結合水は，通常の乾燥では除去されにくい。

(5) 最大氷結晶性生成帯を素早く通過する"急速冷凍"では，ドリップを発生しやすくなる。

問2 食品の水分活性（A_w）に関する記述である。正しいものはどれか。1つ選べ。

(1) 食品の水分含量の多少と水分活性の大小は相関する。

(2) 食塩，砂糖，アルコールの添加によって，水分活性は高くなる。

(3) 水分活性が低くなると食品の保存性は高くなるが，単分子吸着水以下では酸化反応は起こりやすくなる。

(4) 一般的に，細菌はカビより低い水分活性で生育できる。

(5) 食品の水分活性を求めるときに，温度の影響を考慮する必要はない。

問3 食品に含まれる水に関する記述である。正しいものはどれか。1つ選べ。

(1) 魚や肉を冷凍すると，水分活性が高くなるので保存性は増す。

(2) 中間水分食品では，砂糖やアルコールを加えて水分活性を高めている。

(3) ジャムやゼリーに砂糖を加えると，親水基が自由水と結合し，その割合を低下させる。

(4) 中間水分食品とは，水分が80%前後，水分活性が0.65〜0.85くらいで，適度な軟らかさをもつので水などで戻すことなく利用できる食品である。

(5) 中間水分食品では，脂質の酸化反応も抑制される。

解説

(1) 結合水は反応の場になりにくいので，酵素反応などにもほとんど利用されない。

(2) 水分活性とは，食品に含まれる全水分中の自由水の割合を示す。

(3) でんぷん，たんぱく質などの成分の表面に結合している水は，単分子層吸着水である。その外側には多層吸着水（準結合水）として存在する。

(4) 結合水は，通常の乾燥では除去されにくく，凍結もしにくい。

(5) "急速冷凍"では，大きな氷結晶ができにくいのでドリップが発生しにくい。

解説

(1) 同じ水分含量でも結合水が多いか，自由水が多いかで水分活性は異なり，例えばパンのように水分含量が比較的少なくても水分活性が大きい食品もあり，水分含量と水分活性は必ずしも相関しない。

(2) 食塩，砂糖，アルコールの添加は，結合水を増加させるため自由水が減少し，水分活性は低下する。

(3) 水分活性が0.3以下になると食品成分が直接空気と接触することになり酸化反応は起こりやすくなる。

(4) 一般的にカビは細菌，酵母より低い水分活性で生育できるが，耐浸透圧性酵母ではAw0.61程度でも成育する。

(5) 食品の水分活性を求めるときは，温度，圧力を一定にする。

解説

(1) 魚や肉を冷凍すると，自由水が凍結し水分活性が低下するため保存性が増す。

(2) 中間水分食品では，砂糖やアルコールを加えて結合水を増加させ，水分活性を低下させている。

(4) 中間水分食品とは，水分含量が10〜40%，水分活性が0.65〜0.85くらいで，水などで戻すことなく利用できる食品である。

(5) 中間水分食品では，脂質の酸化反応速度はもっとも高くなる。

解 答

問1 (4)　問2 (3)

問3 (3)

問4 アミノ酸に関する記述である。正しいのはどれか。1つ選べ。

(1) α-アミノ酸は，カルボキシ基の炭素にアミノ基が結合している。

(2) α炭素には，カルボキシ基，アミノ基，水素，および側鎖が結合している。

(3) たんぱく質を構成するアミノ酸は，9種類ある。

(4) たんぱく質を構成するアミノ酸は，すべてL型である。

(5) 生理条件下では，陽イオンである。

解説
(1) α-アミノ酸は，カルボキシ基の炭素の隣の炭素（α炭素）にアミノ基が結合している。
(3) たんぱく質を構成するアミノ酸は，20種類ある。
(4) たんぱく質を構成するアミノ酸は，グリシンを除いてすべてL型である。グリシンは側鎖が水素なので，α炭素が不斉炭素原子ではない。
(5) pH7.3付近の生理条件下では，アミノ基の陽イオンとカルボキシ基の陰イオンの両方が存在する両性イオンである。

問5 アミノ酸に関する記述である。誤っているのはどれか。1つ選べ。

(1) ロイシンは，分岐鎖アミノ酸の1つである。

(2) リシンは，塩基性アミノ酸の1つである。

(3) バリンは，必須アミノ酸である。

(4) フェニルアラニンは，ベンゼン環を有する。

(5) システインは，リンを含むアミノ酸の1つである。

解説
(5) システインは，イオウを含むアミノ酸の1つである。

問6 たんぱく質に関する記述である。正しいのはどれか。1つ選べ。

(1) たんぱく質の変性は，三次構造の破壊によるものである。

(2) 小麦グリアジンは，純水に溶けるたんぱく質である。

(3) ケルダール法によるたんぱく質含量の測定では，たんぱく質を濃硫酸でアンモニアに分解する。

(4) サブユニットは，二次構造のひとつである。

(5) たんぱく質の一次構造は，四種の塩基の配列順序を指す。

解説
(1) たんぱく質の変性は，高次構造（二次，三次，四次構造）の破壊によるものである。
(2) 小麦グリアジンは，純水に溶けないが，エタノール溶液に溶けるたんぱく質（プロラミン）である。
(3) 全窒素量を求める。たんぱく質以外の窒素含有成分が多い食品では別に測定して差し引き，基準窒素量とする。
(4) サブユニットは，四次構造のひとつである。
(5) たんぱく質の一次構造は，20種類のアミノ酸の配列順序を指す。

問7 たんぱく質・酵素に関する記述である。正しいのはどれか。1つ選べ。

(1) コラーゲンは，三重らせんを持つ球状たんぱく質である。

(2) たんぱく質の等電点は，電気泳動移動度がゼロとなる電圧として示される。

(3) α-ヘリックスは，多くのたんぱく質の部分構造である。

(4) ミロシナーゼは，黄色色素生成に関与する。

(5) ラクターゼは，乳酸を分解する。

解説
(1) コラーゲンは，三重らせんを持つ線維状たんぱく質である。
(2) たんぱく質の等電点は，電気泳動移動度がゼロとなるpHとして示される。
(4) ミロシナーゼは，辛味成分の生成に関与する。
(5) ラクターゼは，乳糖を分解する。

解答

| 問4 | (2) | 問5 | (5) |
| 問6 | (3) | 問7 | (3) |

(1) ポリフェノールオキシダーゼは，酵素的褐変反応に関与する銅を含む金属酵素である。
(2) グルコースイソメラーゼは，異性化糖の製造に用いられる。転化糖の生成はインベルターゼによる。
(3) アリイナーゼは，香気成分の生成に関与する。
(5) 競争的阻害が起きると阻害により反応速度が低下するので酵素と基質との親和性も低下することになり，つまりミカエリス定数は増加する。

(2) グルクロン酸は，グルコースの6位の第一級アルコールの酸化によって生じる。
(3) マルトースは，α-1,4-グリコシド結合をもつ。
(4) でんぷんは，α-1,4-グリコシド結合をもつ。
(5) ラクトースは，β-1,4-グリコシド結合をもつ。

(1) デオキシリボースは，5個の炭素原子をもつ。
(2) D-ガラクトースは，ラクトースの構成要素の1つである。
(4) トレハロースは，グルコースとグルコースとがα-1,1-グリコシド結合で結合した非還元性二糖類である。
(5) ヒアルロン酸は，グルクロン酸とN-アセチルグルコサミンがβ-1,3グリコシド結合した構造を有する。硫酸基をもつのはコンドロイチン硫酸。

(1) ケトースは，ケトン基をもつ。
(2) 天然の糖質は，L型よりもD型の立体異性体が多い。
(3) セルロースは，β-1,4-グリコシド結合をもつ。
(4) アミロースは，α-1,6-グリコシド結合を持たない。枝分かれがあるのは，アミロペクチン。

問8 酵素に関する記述である。正しいのはどれか。1つ選べ。

(1) ポリフェノールオキシダーゼは，アミノカルボニル反応に関与する。
(2) グルコースイソメラーゼは，転化糖の製造に用いられる。
(3) アリイナーゼは，苦味成分生成に関与する。
(4) ミカエリス定数は，酵素と基質との親和性の指標である。
(5) 競争的阻害が起きるとミカエリス定数は小さくなる。

問9 糖質に関する記述である。正しいのはどれか。1つ選べ。

(1) ガラクトースは，六炭糖のアルドースである。
(2) グルクロン酸は，グルコースの還元によって生じる。
(3) マルトースは，α-1,6-グリコシド結合をもつ。
(4) でんぷんは，β-1,4-グリコシド結合をもつ。
(5) ラクトースは，α-1,6-グリコシド結合をもつ。

問10 糖質の構造に関する記述である。正しいのはどれか。1つ選べ。

(1) デオキシリボースは，6個の炭素原子をもつ。
(2) L-ガラクトースは，ラクトースの構成要素の1つである。
(3) グリコーゲンは，α-1,6-グリコシド結合をもつ。
(4) トレハロースは，還元性二糖類である。
(5) ヒアルロン酸は，硫酸基をもつ。

問11 糖質に関する記述である。正しいのはどれか。1つ選べ。

(1) ケトースは，アルデヒド基をもつ。
(2) 天然の糖質は，D型よりもL型の立体異性体が多い。
(3) セルロースは，α-1,4-グリコシド結合をもつ。
(4) アミロースは，α-1,6-グリコシド結合をもつ。
(5) グリコサミノグリカンは，二糖の繰り返し構造を持つ。

解 答

問8 (4)　問9 (1)
問10 (3)　問11 (5)

問 12　オリゴ糖に関する記述である。正しいのはどれか。1つ選べ。

(1)　トレハロースは，フルクトースを含む。

(2)　スクロースは，アラビノースを含む。

(3)　マルトースは，マンノースを含む。

(4)　ラフィノースは，ガラクトースを含む。

(5)　シクロデキストリンは，ガラクツロン酸を含む。

問 13　炭水化物に関する記述である。正しいのはどれか。1つ選べ。

(1)　ガラクツロン酸は，キチンの構成糖である。

(2)　乳糖をβ-ガラクトシダーゼで加水分解すると，乳酸が生じる。

(3)　カルボキシメチルセルロースは，増粘剤として使われる。

(4)　糖アルコールは，アミノ化合物と反応して，褐変を起こす。

(5)　スクロース溶液は，還元性を示す。

問 14　食物繊維に関する記述である。正しいのはどれか。1つ選べ。

(1)　イヌリンを構成する単糖は，主にグルコースである。

(2)　キチンは，動物より植物に多く含まれる。

(3)　野菜類には，不溶性食物繊維が多い。

(4)　寒天は，グルコースとマンノースからなる。

(5)　ペクチンは，紅藻類に多く含まれる。

問 15　脂肪酸に関する記述である。正しいのはどれか。1つ選べ。

(1)　油の熱酸化が進行すると，脂肪酸の過酸化物（ヒドロペルオキシド）が蓄積する。

(2)　多価不飽和脂肪酸は，飽和脂肪酸より流動性に富む。

(3)　トランス型脂肪酸は，自動酸化の初期過程で生じる。

(4)　ロイコトリエンは，短鎖飽和脂肪酸から作られる。

(5)　オレイン酸は，n-6系列の脂肪酸である。

解説
(1)　トレハロースは，グルコースとグルコースとがα-1,1-グリコシド結合で結合した二糖類である。
(2)　スクロースは，グルコースとフルクトースとがα-1,2-グリコシド結合で結合した二糖類である。アラビノースは含まない。
(3)　マルトースは，グルコースとグルコースとがα-1,4-グリコシド結合で結合した二糖類である。
(4)　ラフィノースは，スクロースのグルコースにガラクトースがα-1,6-グリコシド結合で結合した三糖類である。
(5)　シクロデキストリンは，グルコース6～8個が環状に結合した非還元糖である。

解説
(1)　ガラクツロン酸は，ペクチンの構成糖である。キチンは，N-アセチルグルコサミンがβ-1,4グリコシド結合した直鎖状多糖類
(2)　乳糖をβ-ガラクトシダーゼで加水分解すると，ガラクトースとグルコースとが生じる。
(4)　糖アルコールは，カルボニル基を持たないのでアミノカルボニル反応で褐変を起こさない。
(5)　スクロースは，グルコースとフルクトースとがα-1,2-グリコシド結合で結合した二糖類で，アノマー水酸基がないため非還元性である。

解説
(1)　イヌリンは，スクロースのフルクトース側にフルクトフラノース30～35個程度が直鎖状に結合している多糖類である。
(2)　キチンは，えび・かに類の動物性食品やきのこ類等菌類に多い。
(4)　寒天は，アガロースとアガロペクチンからなる。グルコースとマンノースからなるのはこんにゃく。
(5)　ペクチンは，果実類野菜類に多く含まれる。

解説
(1)　油の熱酸化が進行すると，脂肪酸の過酸化物（ヒドロペルオキシド）は，高温（100℃以上）ではほとんど分解するため，蓄積されない。
(3)　トランス型脂肪酸は，植物油等の加工に際し，水素添加の過程でシス型の不飽和脂肪酸から生じる。
(4)　ロイコトリエンは，炭素数20の多価不飽和脂肪酸から作られる。
(5)　オレイン酸は，n-9系列の脂肪酸である。

解　答	
問 12　(4)	問 13　(3)
問 14　(3)	問 15　(2)

問16 脂質の酸化に関する記述である。正しいのはどれか。1つ選べ。

(1) 飽和脂肪酸は，自動酸化を起こしやすい。
(2) 自動酸化により，脂質からメラノイジンが生じる。
(3) 水分活性が低ければ低いほど，脂質の酸化は抑制される。
(4) 脂質の自動酸化では，重合反応だけでなく分解反応が起こる。
(5) ラジカル捕捉剤を添加すると，自動酸化は促進される。

解説
(1) 不飽和脂肪酸は，cis，cis-1.4-ペンタジエン構造（二重結合）を有し，2つの二重結合に挟まれたメチレン基の反応性が高いので自動酸化を起こしやすい。
(2) 自動酸化により，脂質から過酸化物を生じるが，メラノイジンは，アミノカルボニル反応の生成物である。
(3) 脂質の酸化は，水分活性0.3付近で最低になるが，この値以上でも以下でも反応は進む。
(5) ラジカル捕捉剤を添加すると，自動酸化は抑制される。

問17 油脂の自動酸化に関する記述である。誤っているのはどれか。1つ選べ。

(1) 空気中に存在する酸素分子によって，油脂中の不飽和脂肪酸が酸化される。
(2) 脂質ヒドロペルオキシドの分解によって，アルデヒドやケトンが生成する。
(3) 自動酸化反応は，微量の金属イオンの存在によって著しく促進される。
(4) 脂質分子中の二重結合にはさまれたメチレン基の水素が，ラジカルとして引き抜かれる。
(5) 光増感酸化反応では，三重項酸素が直接反応する。

解説
(5) 光増感酸化反応では，一重項酸素（活性酸素）が直接反応する。一重項酸素は励起された酸素分子の一種である。この状態の酸素分子は不飽和脂肪酸の二重結合にすばやく付加してヒドロペルオキシドをつくる性質がある。

問18 ビタミンに関する記述である。正しいのはどれか。1つ選べ。

(1) キノコに含まれるエルゴステロールは，紫外線照射によりビタミン D_3 に変化する。
(2) ビタミンCは，L-アスコルビン酸のことで還元力が強い。
(3) ビタミン B_{12} は，植物性食品に多く含まれる。
(4) ビタミン B_1 は，酸性条件で加熱分解されやすい。
(5) 葉酸の化学構造には，グルタミンが含まれる。

解説
(1) エルゴステロールからビタミン D_2 が生成する。
(3) ビタミン B_{12} は動物性食品に含まれる。
(4) ビタミン B_1 は熱や酸に安定でアルカリに不安定である。
(5) 葉酸にはグルタミン酸の構造が含まれる。

問19 ビタミンに関する記述である。正しいのはどれか。2つ選べ。

(1) ビオチンは，卵白中のアビジンと強く結合し、吸収が阻害される
(2) 7-デヒドロコレステロールはプロビタミン D_2 である。
(3) レチノールは，二重結合が多く酸化されやすい。
(4) フィロキノンは，腸内細菌によって産生される。
(5) レチノール活性当量は，β-カロテン量と β-クリプトキサンチン量の総量である。

解説
(2) 7-デヒドロコレステロールはプロビタミン D_3 である。
(4) フィロキノンは植物由来，メナキノンが微生物由来である。
(5) レチノール活性当量はレチノール量，α-および β-カロテン量，β-クリプトキサンチン量から算出される。

解答

問16 (4)	問17 (5)
問18 (2)	問19 (1)(3)

問 20 ビタミンに関する記述である。正しいのはどれか。1つ選べ。

(1) ピリドキサールは，ピロリン酸エステルとして補酵素となる。

(2) トコフェロールは，水溶性ビタミンである。

(3) ナイアシンは，体内で合成されるので，食物から摂取しなくてもよい。

(4) リボフラビンの化学構造にはリボースを含む。

(5) パントテン酸は，補酵素 A（コエンザイム A）の構成要素である。

解説
(1) ピリドキサールはモノリン酸エステルとして補酵素となる。
(2) トコフェロールは脂溶性ビタミンである。
(3) ナイアシンは一部がトリプトファンから合成されるが十分でない。
(4) リボフラビンにリボースを含むAMP などが結合して FAD になる。

問 21 無機質に関する記述である。正しいのはどれか。1つ選べ。

(1) 成人で1日当たりの摂取必要量が 10 mg 以下のミネラルを，微量元素という。

(2) カリウムの摂取が過剰になると，血圧の上昇が起きる。

(3) 鉄のうち，動物性食品にはヘム鉄が多い。

(4) 亜鉛は，リン酸塩の形で骨や歯の形成に関わっている。

(5) コバルトには，食事摂取基準が定められている。

解説
(1) 成人で1日当たりの摂取必要量が100 mg 以下のミネラルを，微量元素という。
(2) 摂取過剰で血圧上昇を引き起こすのは，ナトリウム。
(4) リン酸塩の形で骨や歯の形成に関わっているのは，カルシウムやマグネシウム。
(5) コバルトは，食事摂取基準が定められていない。

問 22 無機質に関する記述である。正しいのはどれか。1つ選べ。

(1) 鉄は，常量元素の一種である。

(2) 食品中のリン含量は，原子吸光法で測定する。

(3) カリウムはクロロフィルの構成要素であるため，植物性食品に多く含まれる。

(4) リンは，加工食品に多く含まれる。

(5) クロムの摂取不足は，甲状腺腫の原因となる。

解説
(1) 1日当たりの鉄の摂取必要量は100 mg 以下であるため，微量元素の一種になる。
(2) リンは，バナドモリブデン酸吸光光度法やモリブデンブルー吸光光度法で測定する。
(3) クロロフィルの構成要素で植物性食品に多く含まれるものは，マグネシウムである。
(5) 摂取不足が甲状腺腫の原因となるのは，ヨウ素である。

問 23 無機質に関する記述である。正しいのはどれか。1つ選べ。

(1) 体液中のミネラルは，体液の pH や浸透圧を調節する役割を担う。

(2) シュウ酸やフィチン酸は，カルシウムの吸収を促進する。

(3) 一般的に，マグネシウムは植物性食品よりも動物性食品に多く含まれる。

(4) 銅の摂取が不足すると，味覚障害が起きる。

(5) ヨウ素は，きのこ類に多く含まれる。

解説
(2) シュウ酸やフィチン酸は，カルシウムの吸収を阻害する。
(3) マグネシウムは葉緑素の構成成分であるため，植物性食品に多く含まれる。
(4) 摂取不足によって味覚障害が起きるのは，亜鉛である。
(5) ヨウ素は，海藻や魚介類などの海産物に多く含まれる。

解　答		
問 20　(5)		問 21　(3)
問 22　(4)		問 23　(1)

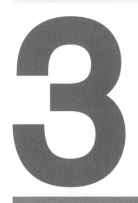

3 食品の二次機能

3-1 色素成分

　食品の色は食品のし好性に関係があり，料理に彩りを与え，その彩りを通じて楽しい気分にさせて食欲を湧かせるという作用がある。また，同じ食品でも鮮度の落ちたものは色合いが悪くなるので，色を見ることでその食品の鮮度や品質を判断する材料になる。

　食品に含まれる色素成分には，その食品に元から含まれる天然色素と，食品製造の際に添加物として加えられる人工色素がある。天然色素は植物性色素と動物性色素に大別される。また，化学構造による分類では，カロテノイド系，ポルフィリン系，フラボノイド系などに分けられる。

3-1-1　カロテノイド系色素

　カロテノイド系色素 carotenoids は黄色〜橙色，赤色を示す色素で，さまざまな植物に広く含まれている。カロテノイド系色素はイソプレン（C_5H_8）を構成単位とする $C_{40}H_{56}$ の炭化水素鎖が基本構造となっており，炭化水素鎖の部分には単結合と二重結合が交互に並んだトランス型の共役二重結合を多数有する。疎水性の炭化水素が構造の大部分を占めるため，カロテノイド系の色素はいずれも脂溶性である。カロテノイド系色素は，すべてが炭化水素で構成される**カロテン** carotene と，水酸基やケトン基，エポキシドといった形で分子構造中に酸素を有する**キサントフィル** xanthophyll に分類される。

　カロテノイド系色素は温度変化に比較的安定で，加熱や冷却をしても分解することはほとんどないが，酸素や光には不安定で，酸化を受けたり光に長時間当たると分解され，退色する。

　主なカロテンの構造を図 3-1 に示す。カロテンにはかぼちゃやにんじん，さつまいもなどに含まれる**β-カロテン** β-carotene，α-カロテン α-carotene，γ-カロテン γ-carotene，トマトやすいかに含まれる**リコペン** lycopene がある。β-カロテンは炭化水素鎖の両端に β-イヨノン環が結合した構造をしているが，α-カロテン，γ-カロテンでは一端は β-イヨノン環の形だがもう一端は β-イヨノン環構造ではなく，リコペンでは

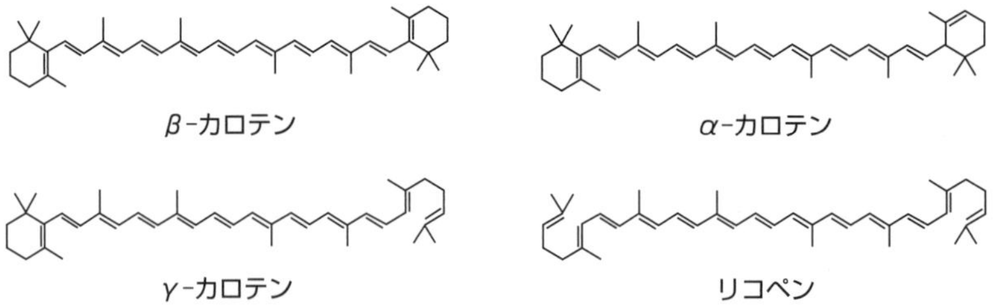

図 3-1　主なカロテン

両端とも環状ではない。

　主なキサントフィルの構造を図 3-2 に示す。キサントフィルには，うんしゅうみかんやとうもろこしに含まれる**β-クリプトキサンチン** β-cryptoxanthin，緑黄色野菜に含まれるルテイン lutein，とうがらしに含まれるカプサンチン capsanthin，海藻に含まれるフコキサンチン fucoxanthin など，種類が多い。えびやかにの殻，さけの身といった動物性食品に含まれるアスタキサンチン astaxanthin もキサントフィルの一種である。そのうち，β-クリプトキサンチンだけは一端が β-イヨノン環の構造となっている。

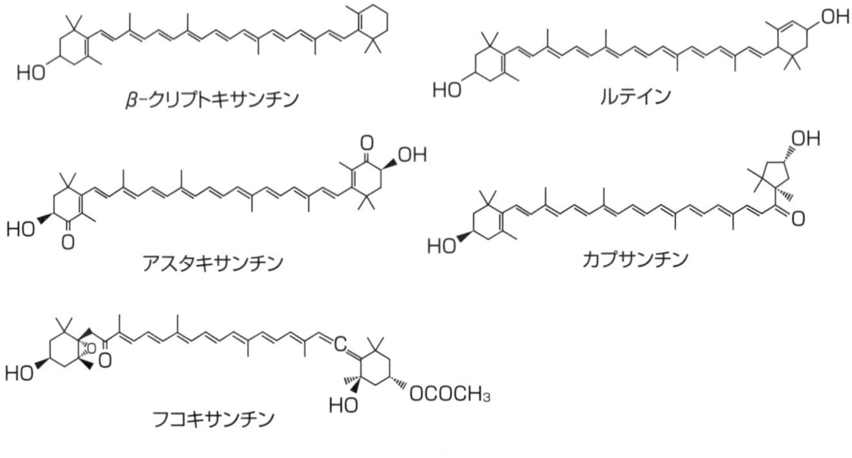

図 3-2　主なキサントフィル

　本来，カロテノイド系色素は植物において生合成されるので植物性食品の中に含まれているが，動物性食品中にも存在する。これは動物の体内で生合成されたものではなく，その動物が餌として摂取した植物に由来する。代表例として，バターの黄色はカロテン，卵黄の黄色はキサントフィルによるものである。これらの食品に含まれる色素はあくまで餌由来なので，食べている餌の状況によって色調が変わる。

　アスタキサンチンは橙〜赤色を示す色素だが，えびやかにが生の状態の時にはたんぱく質と結合しており，たんぱく質結合型の状態では青緑色をしている。えびやかにを加熱すると，熱変性によってたんぱく質との間の結合が切れてアスタキサンチンが遊離し，アスタキサンチン本来の色を呈するようになる。アスタキサンチンは酸化を受けて最終的には**アスタシン** astacene という物質に変化するが，アスタシンも赤色を呈する。

　さけの身に含まれるアスタキサンチンは，餌として食べたえびなどに含まれていたアスタキサンチンが筋肉中に溜まったものである。さけの身に存在するアスタキサンチンは初めから遊離型の状態になっているため，さけの身は赤色を呈している。

　カロテノイド系色素の機能性として，**抗酸化作用**が知られている。中でもカロテノイド系色素は活性酸素の消去能，特に光増感反応で生じた励起状態の一重項酸素からエネルギーを奪い，分子内エポキシ化により，基底状態である三重項酸素に戻す能力が高い。

　また，カロテノイド系色素のうち，β-イヨノン環を有するβ-カロテン，α-カロテン，γ-カロテン，β-クリプトキサンチンなどは，摂取後，主に小腸の吸収上皮細胞で分解されてビタミンAである**レチノール** retinol に変換される**プロビタミンA** provitamin A である。β-カロテンは両端にβ-イヨノン環を有しており，β-カロテン1分子は中央開裂によって2分子のビタミンAに変換される。α-カロテンやγ-カロテン，β-クリプトキサンチンの場合，β-イヨノン環が存在する側のみがビタミンAに変換される。したがって，プロビタミンAとしての効力はβ-カロテンの1/2である。リコペンやキサントフィル（β-クリプトキサンチンを除く）はβ-イヨノン環をもたないため，プロビタミンA活性はない。なお，摂取したプロビタミンAは，すべてがビタミンAに変換されるのではない。β-カロテンでは，体内への吸収率はおおよそ摂取量の1/6とされ，β-カロテンからレチノールへの変換効率は1/2と見積もられている。これより，日本人の食事摂取基準（2020年版）では食品由来のβ-カロテンのビタミンAとしての生体利用率は，1/12とされている。

3-1-2　ポルフィリン系色素

　ポルフィリン系色素はピロール4分子からなる環状構造の**ポルフィリン環** porphyrin ring を基本の分子骨格とする色素で，図3-3に示すクロロフィルとヘムがある。

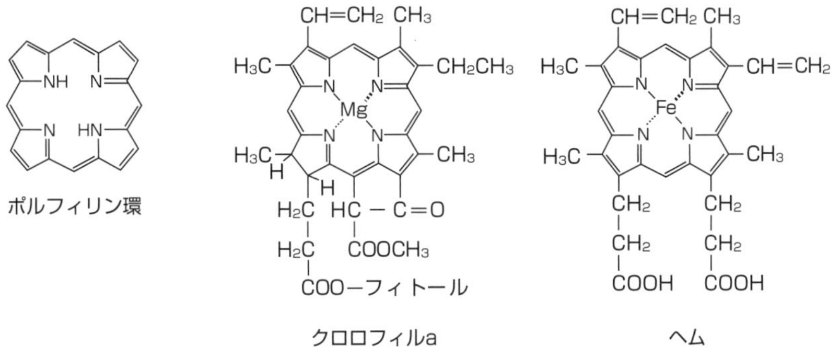

図3-3　ポルフィリン系色素

（1）クロロフィル　chlorophyll

　別名**葉緑素**と呼ばれ，植物の葉緑体の中にたんぱく質と結合する形で存在する。ポルフィリン環の中心に**マグネシウムイオン**（Mg^{2+}）が結合しており，また，フィトール（$C_{20}H_{39}OH$）という長鎖のアルコールがポルフィリン環の一部とエステル結合している。フィトールの部分が疎水性であるため，クロロフィルは脂溶性を示す。フィトール以外の

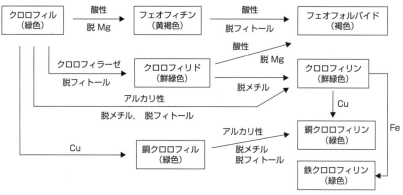

図3-4 クロロフィルの変化

ポルフィリン環に結合している官能基の種類によりクロロフィルはa，b，c，dに分けられ，それぞれに色調が異なる。高等植物の場合は，青緑色のクロロフィルaや黄緑色のクロロフィルbが含まれ，aとbの比率はおよそ3：1となっており，その他の色素の影響も受けて全体的な色調としては緑色になる。一方，藻類では，緑藻類はクロロフィルaとb，褐藻類ではクロロフィルaとcといったように，種類によって含まれるクロロフィルが異なる。

　野菜や果物といった，食品として利用している植物では，通常，クロロフィルとカロテノイド系色素の両方を有している。クロロフィルとカロテノイド系色素が共存すると，クロロフィルの色の方が強く出る。しかし，クロロフィルはカロテノイド系色素に比べて不安定で，分解されやすい。そのため，植物は通常緑色をしているが，熟すにつれてクロロフィルが分解されていくと，徐々にカロテノイド系色素の黄色や赤色を呈するようになる。

　クロロフィルの変化を図3-4に示す。クロロフィルは非常に不安定な色素で，さまざまな条件によって分解が促進される。加熱や酸性下では，中心のマグネシウムイオンが外れて黄褐色のフェオフィチン pheophytin に変わる。このフェオフィチンは酸性条件下で，今度はフィトールが外れて**フェオフォルバイド** pheophorbide が生成する。皮下に蓄積したフェオフォルバイドは，光過敏症の原因物質である。また，クロロフィルにアルカリ処理やクロロフィラーゼ処理を行うと，フィトールやメチル基が外れてクロロフィリドやクロロフィリンが生成する。

　このようにクロロフィルは非常に分解されやすい色素だが，中心のマグネシウムイオンを銅イオンや鉄イオンに変えると，安定化する。また，ナトリウム塩やカリウム塩などの塩の形にすると水溶性に変わる。クロロフィルには脱臭作用などの生理作用があるので医薬品や食品にクロロフィルを添加する場合があるが，その際，クロロフィルのマグネシウムイオンを銅イオンや鉄イオンに変え，水溶性の状態にしたものを用いる。

(2) ヘ　　ム　heme

ポルフィリン環の中心に**二価の鉄イオン**（Fe^{2+}）が結合した色素で，通常はたんぱく質と結合した色素たんぱく質として存在している。ヘムたんぱく質の代表として，**ミオグロ**

ビン myoglobin がある。

　ミオグロビンは，牛肉や豚肉などの畜肉やまぐろやかつおなどの赤身魚の肉に含まれる赤色を示す色素で，ヘム1分子がグロビンというたんぱく質1分子に結合した構造をしている。なお，このミオグロビン4分子がサブユニットとなって形成された四次構造のたんぱく質が，赤血球中に存在するヘモグロビンである。

　ミオグロビンの変化を図3-5に示す。ミオグロビンは酸素分子との結合能が高く，酸化を受けると色調が変化する。食肉用に処理した直後の新鮮な肉に含まれるミオグロビンを還元型ミオグロビンといい，暗赤色を呈するが，時間の経過によってミオグロビンが酸素分子と結合して酸化されると，鮮赤色を呈する**オキシミオグロビン** oxymyoglobin に変わる。さらに時間が経つとオキシミオグロビンが酸化され，**メトミオグロビン** metmyoglobin に変わる。メトミオグロビンでは中心にあった鉄イオンが二価鉄（Fe^{2+}）から**三価鉄**（Fe^{3+}）（ヘマチン鉄）に変わり，色も褐色になる。そのため，新鮮な肉は鮮赤色をしているが，肉が古くなるほどメトミオグロビンの量が多くなり，肉色が褐色を呈する。

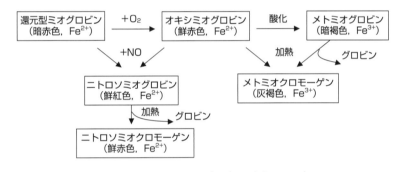

図3-5　ミオグロビンの変化

　また，肉をゆでるとただちに肉色が灰褐色に変わるが，これは加熱によって鉄イオンが酸化されてすべて三価鉄に変わるとともに，グロビンたんぱく質が熱変性を起こし，その結果，灰褐色を呈する**メトミオクロモーゲン** metmyochromogen が生成するためである。

　ハムやソーセージといった食肉加工品の場合，食品添加物として亜硝酸塩を肉に作用させている。この処理により，ミオグロビンに一酸化窒素が結合して**ニトロソミオグロビン** nitrosomyoglobin（ニトロシルミオグロビンともいう）という赤色を示す色素が生成する。この状態で肉を加熱すると，鉄イオンの酸化とグロビンの熱変性によってニトロソミオグロビンがニトロソミオクロモーゲン nitrosomyochlomogen という形に変わるが，この色素も赤色を示す。こうして，ハムやソーセージでは，加熱による見た目の色調の変化が起こらないようにしている。

3-1-3　フラボノイド系色素

　フラボノイド系色素 flavonoids はいずれも図3-6に示すフラバン骨格を基本構造とし，

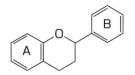

図3-6 フラバン骨格

これに水酸基が数個結合したポリフェノール型の化合物である。さらに，フラボノイド系色素は通常，このポリフェノール化合物が糖と結合した配糖体の形となっており，水溶性である。

　フラバン骨格に結合している水酸基の数や位置によって，フラボノイドは様々な種類に分けられる。ただし，その中でも色調の違いによって，**アントシアニン** anthocyanin とそれ以外に大別される。

　アントシアニンは植物全般に含まれる配糖体型色素で，色調は赤〜紫〜青色である。主なアントシアニンを表3-1に示す。アントシアニンのアグリコン部分のことを**アントシアニジン** anthocyanidin という。アントシアニジンには数種類あり，結合する糖の違いで，1つのアントシアニジンから様々なアントシアニンができる。代表的なアントシアニンとして，なすの**ナスニン** nasunin，しその葉の**シソニン** shisonin，ぶどうのエニン oenin，黒豆のクリサンテミン chrysanthemin，いちごの**カリステフィン** callistephin などがある。

表3-1　主なアントシアニン

色素名	アグリコン	構成糖	所　在
カリステフィン	ペラルゴニジン	グルコース	いちご，あずき
クリサンテミン	シアニジン	グルコース	くろまめ，あずき
シソニン	シアニジン	グルコース	紫しそ
ナスニン	デルフィニジン	グルコース	なす
エニン	マルビジン	3-グルコース	ぶどう，ブルーベリー

　アントシアニンは pH によって構造が変化し，その影響で色が変化するという特徴があり，中性では紫，酸性では赤，アルカリ性では青〜緑色を示す。梅干しを作る時，梅の実と一緒にしその葉を入れるが，これは梅の酸味でしその葉に含まれるシソニンが赤色を呈し，これを梅の実に移して梅干しを赤く染めている。pH によるシソニンの構造変化の様子を図3-7に示す。また，B環部分に水酸基を複数持つアントシアニンでは金属イオンと容易にキレートを形成し，安定した青色を呈するようになる。なすのぬか漬けを作る時に鉄くぎ Fe^{2+} やミョウバン Fe^{2+}，Al^{3+} をぬかに加えるとデルフィニジンとキレート結合す

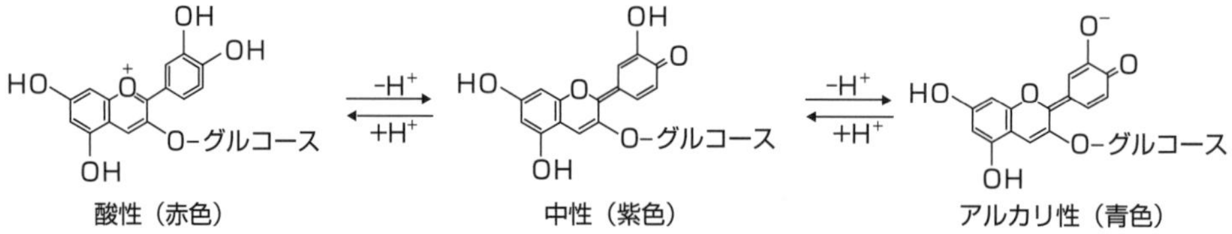

酸性（赤色）　　　　　　　中性（紫色）　　　　　　　アルカリ性（青色）

図3-7　pH によるシソニンの構造変化

ることによって，なすの色が鮮やかな青色になる。

　アントシアニン以外の主なフラボノイド系色素を表3-2に示す。アントシアニン以外の
フラボノイド系色素も配糖体の形で，アグリコンの構造のままでは黄色を示すが，糖と結
合するとほとんど無色になる。ただし，アルカリ性では黄色を呈する。同じ小麦粉から作
られる麺でも白いうどんやそうめんと違って中華めんが黄色いのは，中華めんに加えるか
ん水（炭酸ナトリウムや炭酸カリウムを主成分とするアルカリ塩の水溶液）の影響で，小
麦に含まれるフラボノイド系色素（トリシン）が黄色を呈するためである。これらのフラ
ボノイド系色素は色よりもむしろ味に特徴があり，多くは苦味を呈する。特にグレープフ
ルーツやはっさくなどの柑橘類に含まれる**ナリンギン** naringin は，苦味物質として知ら
れている。

　フラボノイド系色素の機能性として，フラボノイド系色素もカロテノイド系色素などと
同様に，抗酸化性を有している。

表3-2　アントシアニン以外の主なフラボノイド系色素

色素名	アグリコン	構成糖	所在
ルチン	ケルセチン	ルチノース	そば，トマト
ナリンギン	ナリンゲニン	ネオヘスペリドース	かんきつ類
ヘスペリジン	ヘスペレチン	ルチノース	かんきつ類
アピイン	アピゲニン	アピオース，グルコース	パセリ，セロリ
ダイジン	ダイゼイン	グルコース	だいず
ゲニスチン	ゲニステイン	グルコース	だいず

　フラボノイド系色素の一部は別名**ビタミンP** vitamin P と呼ばれ，ビタミン様作用物
質の一種である。だったんそばに多く含まれる**ルチン** rutin や，うんしゅうみかんに含
まれ，みかん缶詰中に生じる白濁の原因物質となる**ヘスペリジン** hesperidin などは，毛
細血管を強くする働きを持つ。

　イソフラボン類としてだいずに含まれている**ダイゼイン** daidzein や**ゲニステイン**
genistein は女性ホルモンのエストロゲンに構造が似ており，弱いエストロゲン作用を
持っている。エストロゲンは女性の健康維持に関係するホルモンだが，閉経すると生合成
されなくなるため，骨粗鬆症や更年期障害といった症状が引き起こされる場合がある。だ
いずイソフラボンにはそういった高齢の女性に見られる症状を改善するといった効果があ
る。

3-1-4　その他の色素成分

　藻類に含まれる**フィコシアニン** phycocyanin や**フィコエリスリン** phycoerythrin
はビリン bilin 系の配糖体型水溶性色素で，色素部分はそれぞれフィコシアノビリン
phycocyanobilin とフィコエリトロビリン phycoerythrobilin といい，共にポルフィリ
ン環が開裂した構造をしている。

　着色性香辛料に含まれる色素成分では，サフランの**クロシン** crocin は黄色を呈する色

素で，クロセチンの両端にゲンチオビオース（グルコース 2 分子が β-1, 6 結合した二糖）2 分子がエステル結合した構造をしている。そのため，カロテノイド系色素の一種だが，水溶性である。ターメリック（うこん）の**クルクミン** curcumin はポリフェノール化合物の一種であり，黄～赤褐色を示す。

　紅茶に含まれる赤色色素の**テアフラビン** theaflavin と**テアルビジン** thearubigin もポリフェノール化合物で，紅茶の茶葉発酵中にカテキン類の重合によって生成する。

　ベタレイン betalain 系色素は分子構造中に窒素を有し，水溶性アルカロイド色素で，赤～黄色を示す。**ベタシアニン** betacyanin と**ベタキサンチン** betaxanthin の 2 種類がある。**ベタニン** betanin は赤ビートに含まれるベタシアニンの一種で，アグリコンのベタニジン betanidin にグルコースが結合した構造をしている。

　クロシン，クルクミン，テアフラビン，ベタニンの構造を図 3-8 に示す。

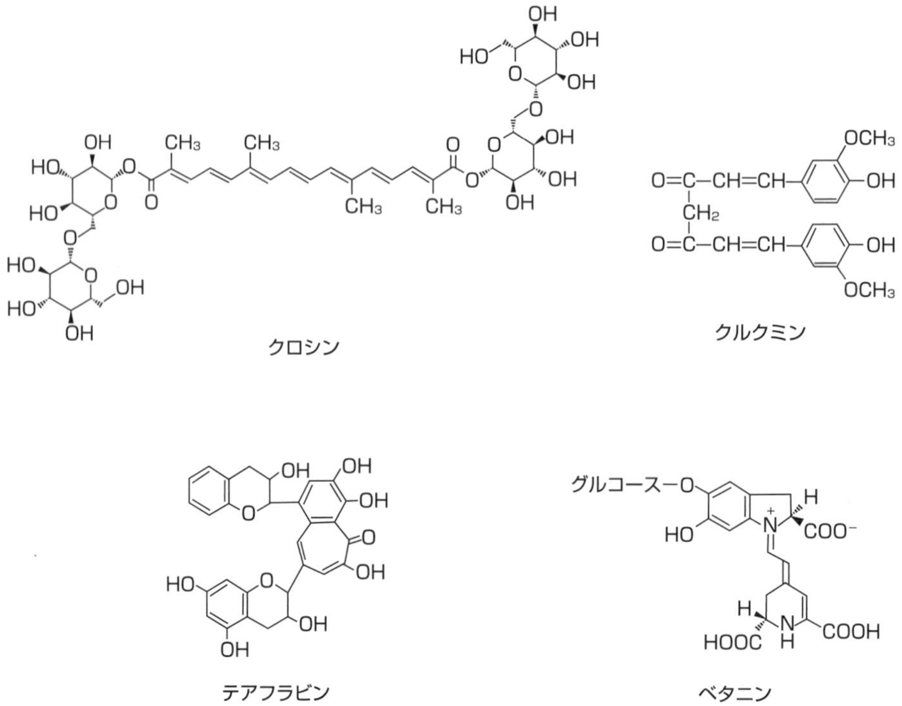

クロシン

クルクミン

テアフラビン

ベタニン

図 3-8　その他の色素成分

3-2　呈味成分

　食品を口の中に入れた際，味を感じる素となる成分を呈味成分という。呈味成分によって感じ取られる味覚には，甘味，酸味，塩味，苦味，旨味，辛味，渋味，えぐ味などがあるが，このうちの甘味，酸味，塩味，苦味，旨味の 5 つの味は**基本味**と呼ばれている。以

前は旨味以外の４つの味をまとめて４原味と呼んでおり，旨味は様々な味が混成して生じる味と考えられていたが，その後旨味を示す成分が発見され，現在は旨味も含めた５つの味を基本味としている。

　この５つの基本味は，すべて舌の上にある**味蕾**という部分で感じ取られる。味蕾は味細胞という細胞が寄り集まり，１つの蕾のような形の組織を形成している。味細胞の先端には味受容膜という部分があり，この部分が舌の表面に出ている。この味受容膜に味を示す成分が水に溶けた状態で結合すると，味細胞に繋がっている味神経を通じて脳に電気信号が送られ，味が感知される。味によってそれぞれ異なる情報が脳に送られるので，脳ではそれぞれ違う味として感知される。

　基本味が味蕾で味を感じるのに対し，辛味や渋味やえぐ味といった基本味以外の味は，味蕾以外の場所で味を感じる。

3-2-1　甘味成分

甘味成分は種類が多く，いくつかの種類に分けられている。

（1）糖質系甘味成分

1）スクロース

　主な甘味成分の構造を図3-9に示す。糖質系の甘味成分の代表として，**スクロース** sucrose がある。スクロースは砂糖の主成分で，ショ糖やサッカロース saccharose とも呼ばれる。砂糖の原料であるさとうきび *Saccharum officinarum* やてんさい（ビート，さとうだいこん　*Beta vulgaris* ssp. *vulgaris*)，さとうかえで，さとうやしなどの植物に多量に含まれるほか，果物や野菜などにも含まれる。グルコースとフルクトースがα-1, β-2 グリコシド結合した，非還元性の二糖類である。天然の甘味成分の中では甘味が強く，水に溶かした際に構造変化が起こらないため，甘味が常に一定であるという特徴を持つ。そこで，スクロースは**甘味度**という，甘さの度合いを考える時の基準として扱われる。この場合，常温（25℃）でのスクロースの甘味を１または100として表し，他の甘味成分

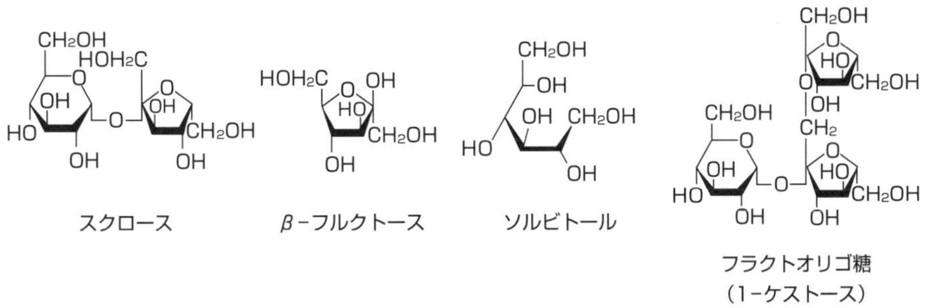

図 3-9　糖質系甘味成分

表 3-3　主な甘味成分の甘味度

甘味成分	甘味度[*]	甘味成分	甘味度[*]
スクロース	1	ラフィノース	0.2
グルコース	0.6〜0.7	カップリングシュガー	0.5〜0.6
フルクトース	1.2〜1.7	フラクトオリゴ糖	0.6
キシロース	0.5〜0.6	パラチノース	0.4
ガラクトース	0.2〜0.3	グリチルリチン	150〜200
マルトース	0.4	フィロズルチン	200〜300
ラクトース	0.2	ステビオシド	250〜300
転化糖	1.2	アスパルテーム	200
異性化糖	1.0〜1.2	アセサルフェームK	200
ソルビトール	0.4〜0.7	スクラロース	600
エリスリトール	0.8〜0.9	サッカリン	300〜500
キシリトール	0.9〜1.2	モネリン	800〜2000
マルチトール	0.8〜1.0	ペリラルチン	2000

＊　スクロースの甘味度を1とする。

の甘味の強さを数値化して表現する。主な甘味成分の甘味度を表 3-3 に示す。

2）グルコース　glucose

ブドウ糖やデキストロース dextrose とも呼ばれる糖で，でんぷんの構成単糖であるが，野菜や果物などには遊離型で存在している。また，スクロースを分解して得られる**転化糖**や，グルコースを異性化して得られる**異性化糖**の構成成分でもある。グルコースの甘味度は約 0.6 と，スクロースに比べると甘みがやや弱い。α型グルコースの方が，β型よりもわずかに甘味度が高い。水溶液中のグルコースのα型とβ型の比率は水温の影響を受け，低温時ほどα型の比率が高まるため，グルコース水溶液の甘味度は低温時にやや高くなる。

3）フルクトース　fructose

果糖やレブロース levulose とも呼ばれる。名前の通り，果物に多く含まれている糖で，天然の糖質の中ではスクロースよりも甘味が強くて甘味度が1を超え，すっきりとした切れの良い甘味を呈する。

フルクトースにもα型とβ型があるが，フルクトースの場合はα型で甘味度 0.60，β型では 1.80 と，β型の甘味度の方が高い。フルクトースも水に溶解するとα型とβ型の両方ができるが，フルクトースでは水温が低い時にβ型の比率が高まる。よって，フルクトース水溶液は低温時ほど甘味度が高くなる。これより，フルクトースを多量に含有する果物は冷やして食べた方が，甘味が強く感じられるようになる。

4）マルトース　maltose

麦芽糖とも呼ばれる糖で，麦芽汁や水あめなどに含まれる。グルコース 2 分子がα-1, 4 グリコシド結合した二糖類である。甘味度は約 0.4 と，あまり甘味は強くない。

5）ラクトース　lactose

乳糖とも呼ばれ，母乳のほか，牛乳，羊乳，山羊乳など，哺乳動物の乳中に特異的に存

在している。ガラクトースとグルコースがβ-1, 4 グリコシド結合した二糖類である。甘味度は約 0.2 と，甘味度はかなり低い。

6) ラフィノース raffinose

スクロースのグルコース側にガラクトースがα-1, 6 結合した三糖類である。てんさいに多量に含まれるほか，だいずなどにも含まれる成分で，甘味度は 0.2 と低いが，砂糖に近い味を呈する。難消化性なため，食べてもエネルギーとして利用されないほか，ビフィズス菌の増殖因子としても作用する。

7) 糖アルコール sugar alcohol

誘導糖の一種で，糖の 1 位のアルデヒド基が還元されてヒドロキシメチル基（$-CH_2OH$）に置換されている。食品製造で用いられる糖アルコールはほぼすべてが高圧条件下で糖に水素を付加して製造したものであるが，糖アルコールの一種である**ソルビトール** sorbitol は，りんごやなし，ももなどのバラ科植物の果実中にも存在する。

人工的に製造する場合，原料にする糖の種類により多様な糖アルコールが生成されるが，総じて甘味度はやや低めである。ただし，体内に吸収されないのでエネルギーとして利用されないほか，虫歯になりにくい**低う蝕性**という性質も持ち合わせている。そこで，キシリトールなどがガムやキャンディーなどに用いられている。

8) フルクトオリゴ糖 fructooligosaccharide

スクロースのフルクトース側にさらにフルクトースが結合した構造をしている。スクロースにフルクトースが結合した化合物を総称してイヌリン inulin というが，イヌリンのうち，フルクトースの重合度が 1 （1-ケストース），2 （ニストース），3 （1'-フルクトフラノシルニストース）のものを特にフルクトオリゴ糖と呼ぶ。多くは工業的に製造されているが，天然にもごぼうやヤーコンなどの野菜に存在する。甘味度は約 0.4 と低値だが，フルクトオリゴ糖は腸内細菌叢の改善やカルシウム吸収促進など，多様な機能性を有しており，特定保健用食品の関与成分として利用されている。

(2) 糖質以外の甘味成分

糖質以外の甘味成分として，グリシンや L-アラニンなど，一部の天然アミノ酸は甘味を呈する。また，化学合成によって得られる D 型アミノ酸の多くは，甘味を呈する。

ステビア *Stevia rebaudiana* の葉に含まれる**ステビオシド** stevioside や，甘茶 *Hydrangea macrophylla* var. *thunbergii* の葉に含まれる**フィロズルチン** phyllodulcin，甘草 *Glycyrrhiza globra* の根に含まれる**グリチルリチン** glycyrrhizin などがある。いずれも配糖体の構造をしており，それぞれの甘味度はステビオシドが 200，グリチルリチンが 100，フィロズルチンは配糖体の状態ではほとんど甘味がしないが，アグリコンのみの形になると甘味度が 600 と，いずれも非常に高い。ただし，後味が悪く，甘味の後に苦味を感じるのが特徴である。ステビオシドとグリチルリチンの構造を図 3-10 に示す。

生鮮食品には含まれないが，加工食品に用いられている合成甘味成分もある。主な合成甘味成分の構造を図 3-11 に示す。

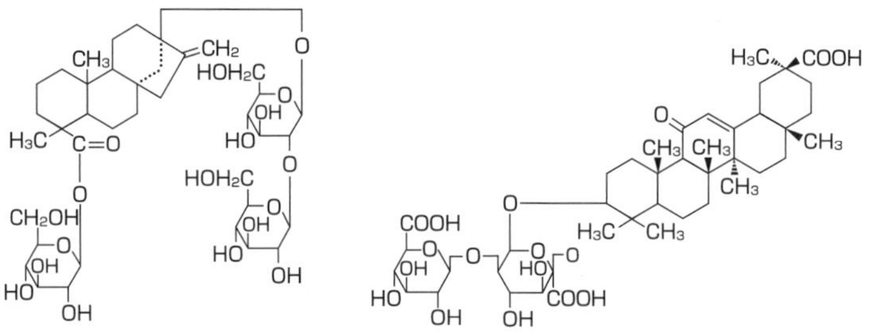

ステビオシド　　グリチルリチン

図 3-10　ステビオシドとグリチルリチン

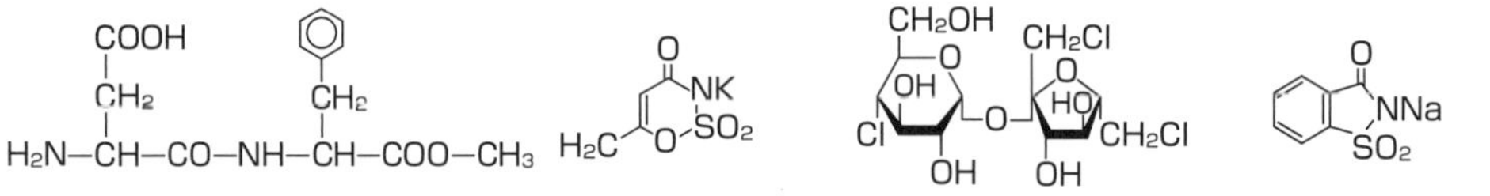

アスパルテーム　アセサルフェームK　スクラロース　サッカリンナトリウム

図 3-11　合成甘味成分

1）アスパルテーム　aspartame

化学合成でできるペプチド性の甘味成分で，L-アスパラギン酸とL-フェニルアラニンの2種類のアミノ酸がペプチド結合し，さらにL-フェニルアラニンのカルボキシ基にメチル基がついたメチルエステルである。アスパルテームの甘味度は200と非常に甘味が強く，さらにスクロースに近い味がするため，わずかの使用で砂糖を入れたのと同じ甘味が出せる。この性質を利用して，アスパルテームは低カロリー飲料の甘味づけなどによく使われている。

2）アセサルフェームK（アセサルフェームカリウム）　acesulfame K

スクロースの約200倍の甘味度を持つ。単独で用いると甘味と共に少し苦味を感じるが，アスパルテームと併用するとかなりスクロースに近い味になる。

3）サッカリン　saccharin

正式名称を*o*-スルホンベンズイミドという。甘味度は300～500と，非常に強い甘味を感じる成分である。サッカリンのままでは難溶性だが，ナトリウム塩の形にすると易溶性になる。

4）スクラロース　sucralose

スクロースのフルクトース側の1位と6位，グルコース側の4位についている水酸基を塩素に置換したものである。これだけでスクロースの約600倍の甘さを示す。アスパルテームに比べて後味が残りにくく，安定性も高いので，アスパルテームに変えてスクラロースを使った飲料が増加しつつある。ただし，スクラロースは高温加熱すると分解し，毒性の強い塩素ガスが発生する危険性があるため，加熱調理する食品に対してはスクラロースの使用が制限されている。

3-2-2　酸味成分

　酸味は，水素イオン（H⁺）が水分子と結合してできるオキソニウムイオン oxonium ion（H_3O^+）が味蕾に接触して感じ取られる味である。よって，酸味成分とは，水に溶解して水素イオンを放出する食品成分のことを指す。

　食品中の酸味成分の多くは，有機酸である。有機化合物の中でカルボキシ基（–COOH）を有するものを有機酸といい，これが H⁺ と COO⁻ に電離することで水素イオンが放出され，酸味を感じる。ただし，もう一方の陰イオンの方も味を持っており，この陰イオンの違いで酸味成分ごとの味の違いができる。

　食品中に含まれる酸味成分として，食酢の主成分である**酢酸** acetic acid，漬物やヨーグルトの酸味である**乳酸** lactic acid が代表的な化合物である。日本酒や貝類に含まれる**コハク酸** succinic acid も酸味成分であるが，旨味成分としても知られている。**クエン酸** citric acid，**リンゴ酸** malic acid，**酒石酸** tartaric acid はいずれも果物の酸味を構成する酸味成分で，クエン酸はみかんやレモンといった柑橘類，うめ，いちごなどに多く，リンゴ酸はりんご，なし，もも，さくらんぼなどに多い。酒石酸はぶどうに多い酸で，パインアップルなどにも含まれている。果実類や野菜類にはビタミンCであるL–アスコルビン酸が含まれているが，酸味はあまり強くない。

3-2-3　塩味成分

　塩味は食塩に代表される塩辛い味で，塩味成分は，ハロゲンイオンと金属イオンが結合した無機塩の構造をとるものが多い。

　塩味は陰イオンで感じる味で，特に1価の陰イオンである**ハロゲンイオン**が塩味を示す。その中でも，**塩化物イオン** chloride ion（Cl⁻）が強い塩味を呈する。ただし，塩味成分は水に溶解した際，陰イオンと共に陽イオンを放出する。陽イオンも味を感じさせるため，陰イオンの塩味に陽イオンの方の味が混合され，塩味成分全体の味ができる。

　オキソニウムイオン以外の陽イオンは，おおむね苦味を呈する。金属イオンのうち，**ナトリウムイオン** sodium ion（Na⁺）は苦味がかなり弱く，Cl⁻ の塩味を消さない。他では陽イオンの苦味が出る。特にマグネシウムイオンが苦く，カリウムイオンは弱い苦味を感じる。よって，塩味成分の中で正しく塩味を呈するのは食塩の主成分である塩化ナトリウム sodium chloride（NaCl）だけで，塩化カリウム potassium chloride や塩化マグネシウム magnesium chloride も塩味成分ではあるが，塩味よりも苦味を呈する。

　無機塩以外に，リンゴ酸ナトリウム sodium malate やマロン酸アンモニウム sodium malonate などの有機酸塩も一部で利用されている。

3-2-4　苦味成分

　苦味は元々毒の味で，食べてはいけない避けるべき味ということで，基本味の中でも最も敏感に感じる味である。

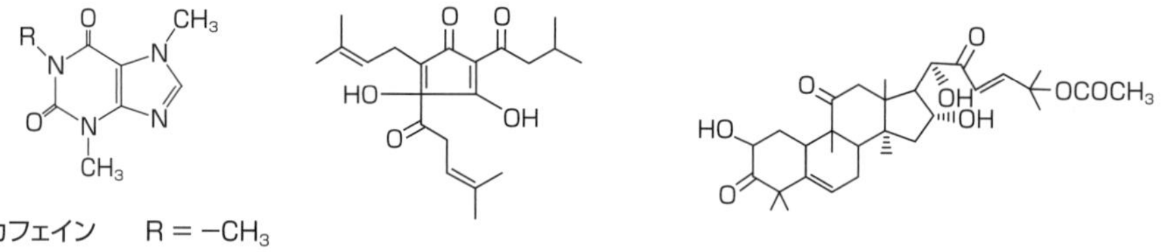

カフェイン　R = $-CH_3$
テオブロミン　R = $-H$

イソフムロン

ククルビタシンB

図 3-12　苦味成分

主な苦味成分の構造を図 3-12 に示す。

1) カフェイン・テオブロミン

茶やコーヒーの苦味である**カフェイン** caffeine，ココアやチョコレートの苦味である**テオブロミン** theobromine は共に苦味を示すアルカロイドである。共に神経興奮作用があり，茶やコーヒーを飲むと眠気が覚めるといった現象が見られる。

2) フ ム ロ ン　humulone

ビール原料のホップに含まれる成分で，フムロン自体に苦味はない。ビール製造の過程で加熱を行うと，フムロンが異性化を起こして**イソフムロン** isohumulone に変化し，これが苦味を呈する。

3) ナリンギン　naringin

グレープフルーツなどの柑橘類に含まれるフラボノイド系色素で，苦味を感じる。柑橘類に含まれるリモニンやヘスペリジンも苦味を呈する。

このほかに，きゅうりやゴーヤなどのウリ科の植物に含まれている苦味成分として，数種の**ククルビタシン** cucurbitacin がある。

また，食品たんぱく質を分解した時にできるペプチドの中に苦味を示すペプチドがあり，チーズの苦味は牛乳たんぱく質のカゼイン由来，みそやしょうゆの苦味はだいずたんぱく質由来の苦味ペプチドによるものである。

3-2-5 旨 味 成 分

旨味成分は，アミノ酸系，核酸系，その他の 3 つに分類される。主な旨味成分の構造を図 3-13 に示す。

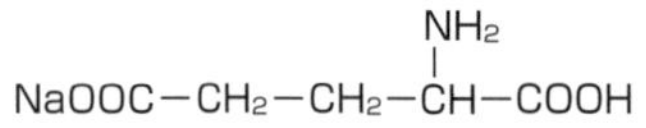

グルタミン酸モノナトリウム（MSG）

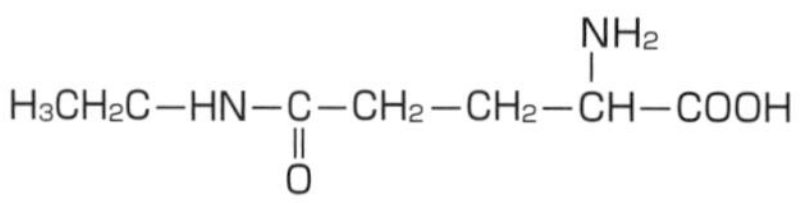

テアニン（グルタミン酸エチルアミド）

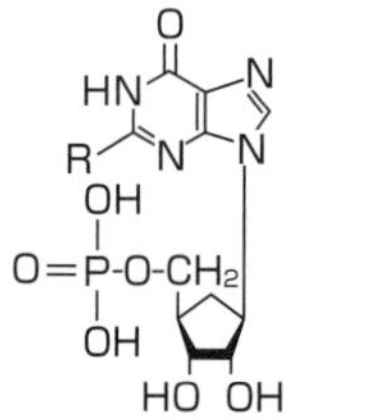

5’-イノシン酸　R = -H
5’-グアニル酸　R = $-NH_2$

図 3-13　旨味成分

(1) アミノ酸系

1) L-グルタミン酸　L-glutamic acid

L-グルタミン酸はこんぶに含まれる旨味成分で，1908 年に池田菊苗（東京帝国大学化学科教授）が単離に成功した。L-グルタミン酸は旨味成分であるが，酸であるため，そのままの構造では水に溶解した時に水素イオンが出て酸味が生じる。そこで，L-グルタミン酸を調味料として使う場合は，水素イオンをナトリウムイオンに置き換えた**グルタミン酸モノナトリウム** monosodium glutamate（MSG）の形にしている。

2) テアニン　theanine

緑茶の茶葉に含まれる旨味成分である。化学名をグルタミン酸エチルアミドといい，グルタミン酸の γ-炭素に結合しているカルボキシ基がエチルアミド-CONHCH_2CH_3 になっている。テアニンは茶葉の中でも特に玉露や抹茶に多く含まれている。

(2) 核　酸　系

5'-イノシン酸　5'-inosinic acid，5'-グアニル酸　5'-guanylic acid

5'-イノシン酸は ATP の分解によって生成する旨味成分で，かつお節や煮干し，肉の旨味など，動物系の食品に含まれる。1913 年に小玉新太郎（池田博士の高弟）によって発見された。5'-グアニル酸はしいたけなどのきのこ類に含まれ，5'-イノシン酸のプリン塩基にアミノ基が 1 つ結合した構造をしている。1958 年に国中明（食品会社研究員）によって発見された。類似の構造をした核酸系物質は他にもあるが，旨味を示すためには，リボースの 5' 位にリン酸基，プリン塩基の 6 位に水酸基がそれぞれ結合している必要がある。

アミノ酸系旨味成分である L-グルタミン酸と，核酸系の旨味成分の 5'-イノシン酸や 5'-グアニル酸を足し合わせると，それぞれ単独で用いた時よりも旨味が強く感じられるようになる。これを，**旨味の相乗効果**という。こんぶとかつお節の合わせだしは旨味の相乗効果により，それぞれ単独でだしをとった時よりも旨味が強くなる。ただし，旨味の相乗効果を出すために足してやる相手方の旨味成分の量は，少量で構わない。市販の旨味調味料では旨味の相乗効果を出すために，グルタミン酸ナトリウムに，5'-リボヌクレオチドナトリウム（イノシン酸ナトリウムとグアニル酸ナトリウムの混合物）を数％混合している。

その他の旨味成分として，貝類や日本酒に含まれるコハク酸，いかやたこに含まれるベタインなどがある。コハク酸もそのままの構造では旨味と共に酸味がするため，調味料として使う場合はナトリウム塩の形にしたものを用いる。

3-2-6　辛味成分

辛味は味蕾ではなく，温覚や痛覚といった**感覚神経**で感じる味で，口腔内はもちろんだが，鼻腔の粘膜でも感じられる。わさびやからしをつけ過ぎた時に鼻にツンときて痛くなるといった現象が起こるが，これは鼻で辛味成分を感知しているためである。

辛味成分は構造の違いから4種類に大別され，辛味の感じ方が異なる。

(1) 酸アミド　acid amide

分子内にアミド結合（-CO-N=，-CO-NH-）を有している。種類として，とうがらしに含まれる**カプサイシン** capsaicin，こしょうに含まれる**ピペリン** piperine と**チャビシン** chavicine，さんしょうに含まれる**サンショオール** sanshool がある。酸アミドの構造を図3-14に示す。この内，カプサイシンは神経伝達物質であるアドレナリンの分泌を促す作用が強く，その影響で，体内のエネルギー代謝，特に脂質代謝を促進させる効果がある。

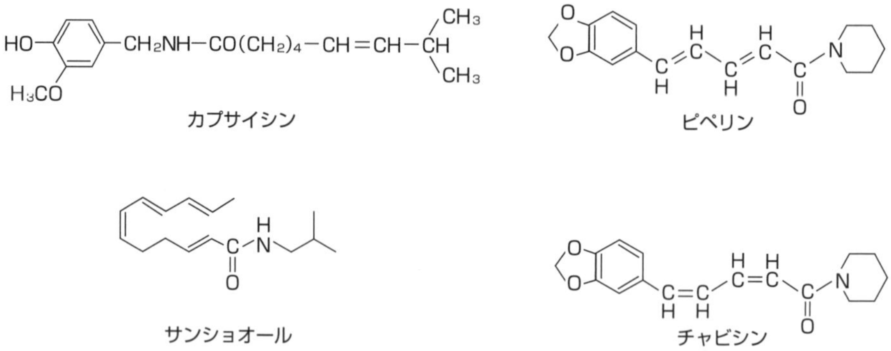

図3-14　酸アミド

(2) バニリルケトン　vanilyl ketone

分子中にバニリン構造（ベンゼン環に水酸基とメトキシ基（-OCH$_3$）が結合した構造）とケトン基を有する。バニリンはアイスクリームなどで使われるバニラの香気成分で，これだけだと甘い香りがするが，バニリンのアルデヒド基がケトンに置換されると辛味を呈するようになる。

種類としては**ジンゲロン** zingerone と**ショウガオール** shogaol があり，どちらもしょうがに含まれる。バニリルケトンの構造を図3-15に示す。

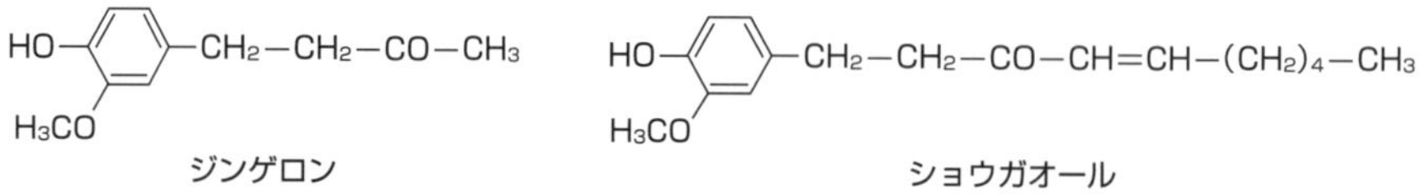

図3-15　バニリルケトン

(3) チオエーテル

C-O-C という結合様式をエーテル結合といい，エーテル結合を有する化合物を総称してエーテルという。このエーテルを形成する酸素がイオウ（S）に変わったものを**チオエーテル** thioether という。この結合は別名スルフィド結合というため，チオエーテルは**スルフィド** sulfide とも呼ばれる。イオウが1つであればスルフィドだが，-S-S- のように，イオウが2つつながったものは，2を意味する「ジ（di-）」をつけてジスルフィドと

呼ぶ。

チオエーテルは主にネギ属に含まれる辛味成分で，イオウ数1～3で構成される含流化合物である。主なチオエーテルの構造を図3-16に示す。にんにくに含まれる**ジアリルジスルフィド** diallyl disulfide，たまねぎに含まれる**プロピルアリルジスルフィド** propyl allyl disulfide などの種類がある。これらの成分は催涙物質でもあり，特にたまねぎに含まれるチオエーテル類が目に入ると涙が出てくる。また，チオエーテルはそれぞれの食品の香りを形成する成分にもなっている。

$$H_2C=CH-CH_2-S-CH_2-CH=CH_2$$

ジアリルスルフィド

$$H_2C=CH-CH_2-S-S-CH_2-CH=CH_2$$

ジアリルジスルフィド

$$H_3C-CH_2-CH_2-S-S-CH_2-CH=CH_2$$

プロピルアリルジスルフィド

$$H_2C=CH-CH_2-S-S-S-CH_2-CH=CH_2$$

ジアリルトリスルフィド

図3-16　チオエーテル

チオエーテルには大きな特徴があり，加熱すると還元作用を受けて真ん中で2つに切断され，チオエーテルは**チオール** thiol（-SH）の形に変わる。このチオール（別名メルカプタン）は独特の強い匂いを発するが，チオエーテルと違って辛味はない。

(4) イソチオシアネート　isothiocyanate

分子中に -N=C=S という構造を有する。イソチオシアネートに含まれる種類として，わさびやくろからしに含まれる**アリルイソチオシアネート** allyl isothiocyanate，しろからしに含まれる***p*-ヒドロキシベンジルイソチオシアネート** *p*-hydroxybenzyl isothiocyanate がある。イソチオシアネートの構造を図3-17に示す。

$$H_2C=CH-CH_2-N=C=S$$

アリルイソチオシアネート

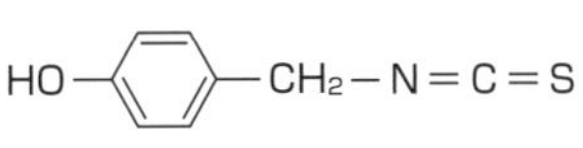

$$HO-\bigcirc-CH_2-N=C=S$$

p-ヒドロキシベンジル
イソチオシアネート

図3-17　イソチオシアネート

イソチオシアネートは他の辛味成分と大きく異なる点があり，食品中にはイソチオシアネートそのものではなく，その前駆体が含まれる。アリルイソチオシアネートの前駆体を**シニグリン** sinigrin，*p*-ヒドロキシベンジルイソチオシアネートの前駆体を**シナルビン** sinalbin という。これらの前駆体の状態では，辛味は全く無い。からしやわさびには，イソチオシアネートの前駆体と共に**ミロシナーゼ** myrosinase という酵素が含まれ，からしやわさびを切り刻んだり，すりおろしたりすると，細胞が破壊されて前駆体とミロシナーゼが外部へ放出される。そこで図3-18に示すように，ミロシナーゼが前駆体を分解

し，イソチオシアネートが生成して辛味が生じる。わさびやからしの他，だいこんの辛味もイソチオシアネートによるもので，だいこんをすりおろすとミロシナーゼの作用によって辛味成分が生成し，強い辛味を感じるようになる。

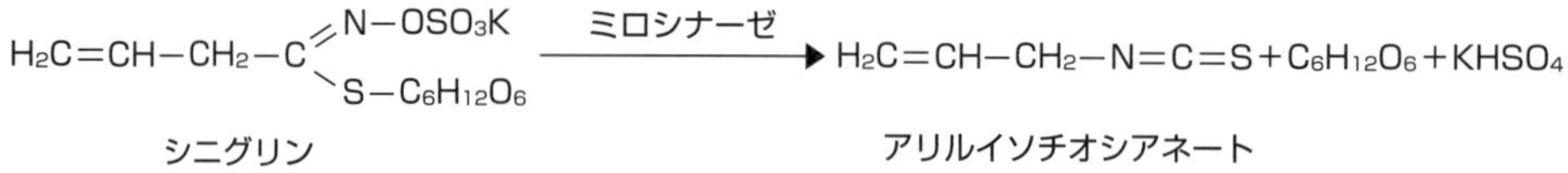

$$H_2C=CH-CH_2-C \overset{N-OSO_3K}{\underset{S-C_6H_{12}O_6}{}} \xrightarrow{\text{ミロシナーゼ}} H_2C=CH-CH_2-N=C=S+C_6H_{12}O_6+KHSO_4$$

シニグリン　　　　　　　　　　　　　　　　　　　アリルイソチオシアネート

図3-18　アリルイソチオシアネートの生成

3-2-7　渋味成分

渋味は舌の粘膜にあるたんぱく質が変性を起こして感じとる味で，これを舌の**収れん**という。味の感じ方としては苦味に近いが，味とともに舌の表面が少し引きつった様な感覚になるのが特徴である。

主な渋味成分の構造を図3-19に示す。代表的な渋味成分として，緑茶に含まれるカテキン類がある。カテキン類には**エピカテキン** epicatechin，エピカテキンに水酸基が1つ付加された**エピガロカテキン** epigallocatechin，これらに没食子酸が結合した**エピカテキンガレート** epicatechin gallate，**エピガロカテキンガレート** epigallocatechin gallate の4種類があり，いずれもフラバン骨格を持っているので，カテキン類の場合はフラバノール誘導体型のフラボノイドになる。このカテキン類がさらにいくつか重合したものを**タンニン** tannin（縮合型タンニン）といい，これも非常に強い渋みを感じさせる。

紅茶では，発酵中に茶葉中のカテキン類がポリフェノールオキシダーゼによって酸化重合し，赤色色素の**テアフラビン**やテアルビジンが形成される。この反応でカテキン類は消失するため，紅茶では緑茶のような渋味を感じない。

カテキン類以外の渋味成分として，渋柿に含まれている**シブオール**がある。シブオールはタンニンの一種で，水溶性であるため，渋柿をそのまま食べるとシブオールが唾液に溶

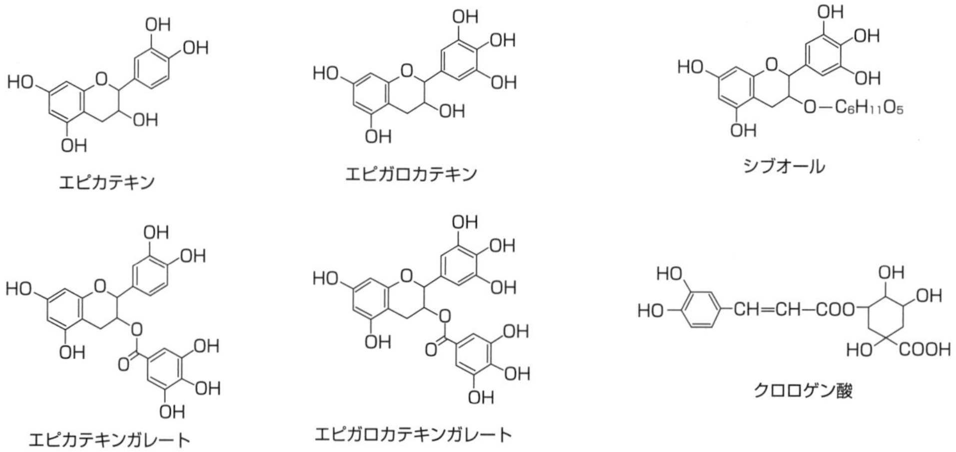

エピカテキン　　　　　　　　　エピガロカテキン　　　　　　　　　シブオール

エピカテキンガレート　　　　　エピガロカテキンガレート　　　　　クロロゲン酸

図3-19　渋味成分

けて渋味を感じる。甘柿ではシブオールが柿の中ですでに不溶化して唾液に溶けない状態となっているので，そのまま食べても渋味を感じなくなっている。渋柿は渋くてそのままでは食べられないが，柿を日光に当てたり，アルコールや二酸化炭素で処理すると，柿に含まれる酵素の作用で柿の中にアセトアルデヒドができ，これがシブオールと結合する。そのため，シブオールが不溶化して渋味を感じなくなる。

その他の渋味成分として，コーヒーに含まれる**クロロゲン酸** chlorogenic acid がある。

3-2-8　えぐ味成分

えぐ味は山菜などの植物性食品をゆがいた時に出てくる灰汁の味で，苦味と渋味を足したような不快な味として感知される。

主なえぐ味成分の構造を図 3-20 に示す。えぐ味成分として，たけのこやさといも，わらび，ごぼうといった山菜に含まれる**ホモゲンチジン酸** homogentisic acid や，ほうれんそうに含まれる**シュウ酸** oxalic acid などがある。ただし，えぐ味成分は灰汁に含まれるので，いずれも調理前に下ゆでをして灰汁抜きをすれば取り除くことができる。

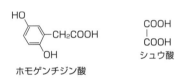

図 3-20　えぐ味成分

3-3　香気・におい成分

匂いも食品の味や食欲に大きく関わる要素で，おいしそうな匂い，甘い匂い，フルーツの匂いなどの好まれる匂いを嗅げば食欲もわく。その一方で，腐った匂い，野菜の青臭い匂い，魚の生臭い匂い，油のすえた匂いなどは，嗅げば不快感が生じて食欲が無くなる。このように，匂いは色や味と共に，食品のし好性における重要な要因となっている。

鼻腔の天井部には**嗅上皮**という粘膜があり，匂いはそこで感じ取られる。その嗅上皮には**嗅覚細胞**という細胞があり，この嗅覚細胞に匂いの素となる成分が吸着すると，嗅神経を通じて脳に刺激が伝達され，匂いを感知する。この様に，匂いは鼻で感じ取るものなので，その匂いの素となる香気成分の状態はすべて気体である。

我々は直接鼻から吸って感知される匂いの他に，口腔中で発生した匂いも感知している。鼻と口はのどの奥でつながっているため，食品を口に入れて咀嚼すると，その食品の中に入っていた香気成分が口の中に発生し，それがのどを通して鼻の方にやってきてその匂いが感知される。口の中に入れてから感知される匂いは舌で感じる味と一体化して，匂いも味の一部として感じ取られる。このような，舌で感知する実際の味と口に入れてから

感じ取った匂いが一体化してできる味のことを，特に**風味**（フレーバー　flavor）と呼ぶ。

嗅覚は視覚や聴覚といった他の感覚と異なり，どのような匂いでも同じ匂いを嗅ぎ続けていると徐々に感覚が鈍り，匂いの感じ方が弱くなってきたり，場合によってはその匂いを感じなくなったりする。このような現象のことを**嗅覚順応**，または嗅覚の疲労という。

香気成分は気体として感知されるため，低い温度でも蒸発しやすい揮発性の性質を有する。分子量300以下の低分子化合物がほとんどであり，分子中に親水性基と疎水性基の両方を有し，水にも油にも溶けやすい性質を持つ。こういう特徴を持つ成分は食品中に数多く含まれており，香気成分全体で40万種類以上あると言われている。1つの食品でも数十～数百種類の香気成分が含まれている。ただし，1つの食品の中にこれだけたくさんの種類の香気成分が含まれていても，その中にはそれぞれの食品に特徴的な，強く匂ってくる成分がある。そういう，その食品に特徴的な匂いを出す香気成分のことを特に**キー・コンパウンド** key compound という。

3-3-1　植物性食品中の香気成分

植物性食品と動物性食品で，含まれる香気成分の特徴は大きく異なる。植物性食品の中でも香りが強いものに，果実類がある。果実類に含まれる主な香気成分を図3-21に示す。果実類では，柑橘類とそれ以外で傾向が異なる。

柑橘類では，**テルペン類** terpenoids が香気成分の主体となっている。イソプレン isoprene という構造を基本骨格としてできている有機化合物を総称してテルペン類と言い，炭素10単位で構成されたものをモノテルペン，炭素15単位で構成されたものをセスキテルペンという。モノテルペンに該当するものとして，うんしゅうみかんやオレンジの**リモネン** limonene やレモンの**シトラール** citral，セスキテルペンに該当するものとして，グレープフルーツの**ヌートカトン** nootkatone などがある。

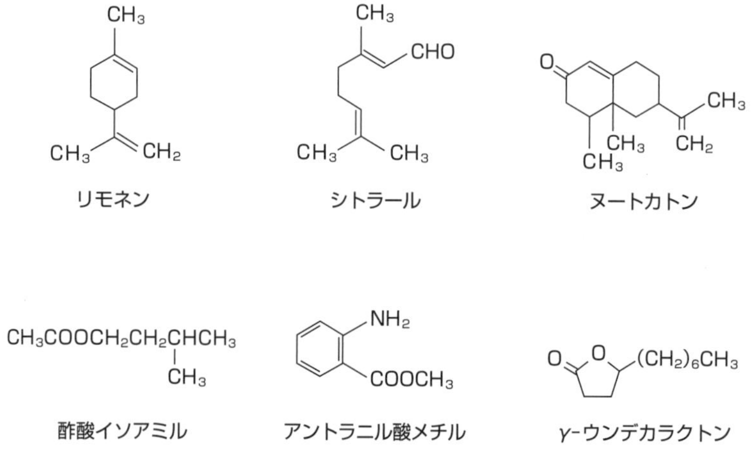
CH3
CH3
CH2
リモネン
CH3
CHO
CH3
CH3
シトラール
O
CH3
CH3
CH2
CH3
ヌートカトン
CH3COOCH2CH2CHCH3
CH3
酢酸イソアミル
NH2
COOCH3
アントラニル酸メチル
O
O
(CH2)6CH3
γ-ウンデカラクトン

図3-21　果実の香気成分

　こういった柑橘類の香気成分は，果肉よりも果皮に多く含まれている。柑橘類の皮には油胞と呼ばれる小さな袋状の細胞が並んでおり，そこに**精油** essential oil（揮発性の高い脂溶性成分）が蓄積している。この精油の中に香気成分が多く含まれている。そのため，柑橘類では皮をむいた時に一番強く香りが感じ取られる。

　柑橘類以外の果物に含まれる香気成分としては，エステル，ラクトン，アルコールなどがあるが，その中でも量が多く，香りが強いのは，**エステル類**である。代表的なものとして，バナナの**酢酸イソアミル** isoamyl acetate やぶどうの**アントラニル酸メチル** methyl anthranilate などがある。エステルはアルコールとカルボン酸が脱水反応してできる有機化合物で，果実の成熟中に，実に含まれるアルコールと酸味成分が反応してエステル類が形成される。そのため，未熟な果実はまだ酸味成分が多くてエステル類が少ないために酸味が強くて香りは弱いが，熟してくるとエステル形成反応の進行に伴い，酸味が弱くなって香りが強くなってくる。ラクトン類は分子内エステルであり，ももの香りの主成分である**γ-ウンデカラクトン** γ-undecalactone がある。

　野菜の場合は一部を除いて，果物ほど強い香りはしない。主な香気成分として，図3-22 に示すアルコールやアルデヒドがある。これらは植物の成長過程において，植物中に含まれる不飽和脂肪酸のリノール酸とα-リノレン酸がリポキシゲナーゼなどの酵素による酸化分解を受けることで生成する。野菜類全般には，野菜独特の青臭い匂いの素として，**ヘキセノール** hexenol（青葉アルコール）や**ヘキセナール** hexenal（青葉アルデヒド）といった香気成分が含まれる。きゅうり特有の青臭い匂いの成分は，**ノナジエノール** nonadienol（キュウリアルコール）や**ノナジエナール** nonadienal である。

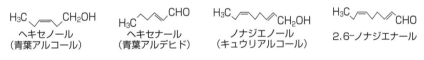

ヘキセノール（青葉アルコール）　　ヘキセナール（青葉アルデヒド）　　ノナジエノール（キュウリアルコール）　　2,6-ノナジエナール

図 3-22　野菜に含まれるアルコール，アルデヒド

　せりやセロリ，しゅんぎくといった，セリ科やキク科の野菜は強い香りを放つものが多いが，それらに含まれている香気成分は，主にテルペン類である。

　ねぎやにんにくなどの含硫化合物は独特の香りがする。含硫化合物はイオウの結合の仕方によってスルフィド系（-S-，-S-S-），チオール系（-SH），イソチオシアネート系（-N=C=S）の3つに分類される。その内，特に強い香りを放つのは**スルフィド類**で，スルフィド系の代表的な香気成分として，にんにくに含まれる**ジアリルジスルフィド** diallyl disulfide がある。

　にんにくは，鱗茎が塊の状態のままではほとんど匂わないが，切り刻んだり，すりおろしたりすると強い香りを放つようになる。にんにくの香りの生成反応を図3-23 に示す。にんにくに含まれるのは香気成分の前駆体である**アリイン** alliin という物質で，アリインは無臭である。にんにくにはアリインとともに**アリイナーゼ** alliinase という酵素が含

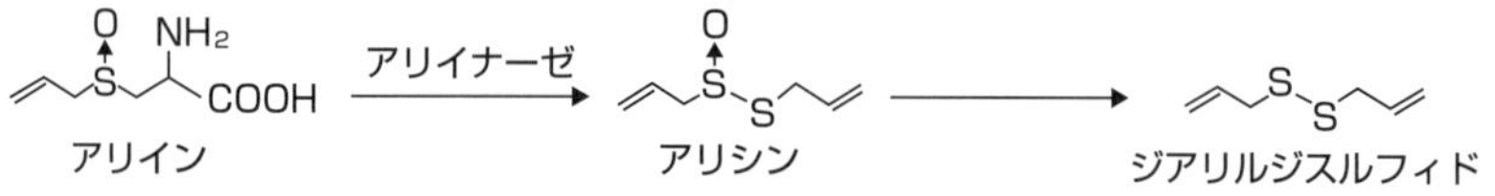

図 3-23　にんにくの香りの生成

　まれ，にんにくの細胞を破壊すると，アリイナーゼの作用によってアリインからアリルス
ルフェン酸を経て有臭成分の**アリシン** allicin が生成する。このアリシンからさらに変化
して，最終的にジアリルジスルフィドが生成する。ジアリルジスルフィド以外のスルフィ
ド系香気成分としては，にらやらっきょうに含まれるジメチルジスルフィドや，たまねぎ
に含まれるジプロピルジスルフィドなどがある。

　きのこ類の中にも，特有の香りを放つものがある。主なきのこの香気成分を図 3-24 に
示す。しいたけの香気成分は**レンチオニン** lenthionine という環状構造をした含硫化合物
で，これも酵素の作用によって生成する。生のしいたけには前駆体のレンチニン酸という
ペプチド性化合物が含まれており，レンチニン酸の段階ではほとんど香りはしない。しい
たけを一度乾燥させて干ししいたけの状態にし，それをぬるま湯で戻すと，酵素の作用に
よってレンチニン酸からレンチオニンが生成し，特有の香りを放つようになる。

　香りの強いきのこにまつたけがあるが，まつたけに含まれる香気成分は**マツタケオール**
matsutakeol と**桂皮酸メチル** methyl cinnamate である。マツタケオールはその化学構
造から 1-オクテン -3-オール 1-octen-3-ol とも呼ばれる。

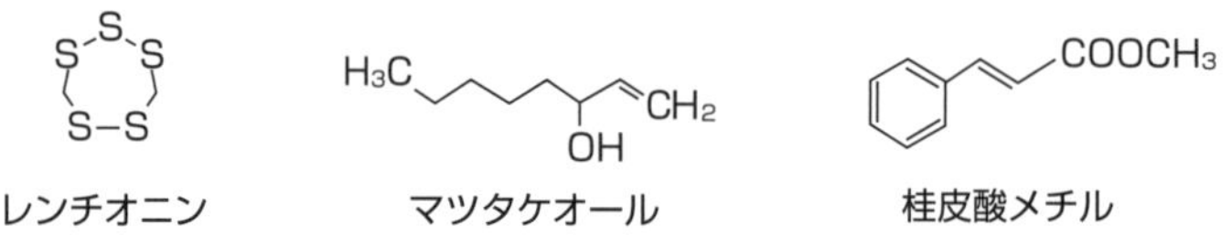

図 3-24　きのこの香気成分

　料理の香りづけに用いられる芳香香辛料の香気成分として，オイゲノール（クローブ，
ローリエ，シナモンなど），リナロール（コリアンダー），シンナムアルデヒド（シナモ
ン），メントール（はっか），バニリン（バニラ）などがよく知られている。

3-3-2　動物性食品中の香気成分

　動物性食品に含まれる香気成分の多くは，たんぱく質や脂質の分解物である。

　牛乳中の香気成分としては，たんぱく質が分解してできる含硫化合物や，脂肪が分解し
てできる脂肪酸，特に図 3-25 に示す酪酸やヘキサン酸（カプロン酸），オクタン酸（カプ
リル酸）などの**低級脂肪酸**で，あとはケトン類やアルデヒド類などが香気成分になる。

$$CH_3(CH_2)_2COOH \qquad CH_3(CH_2)_4COOH \qquad CH_3(CH_2)_6COOH$$

酪酸　　　　　　　　ヘキサン酸　　　　　　　オクタン酸
　　　　　　　　　（カプロン酸）　　　　　（カプリル酸）

図 3-25　牛乳中の低級脂肪酸

　その牛乳を原料として製造する乳製品では，牛乳に含まれていた香気成分がそのまま含まれ，チーズやヨーグルトでは，これに発酵の段階で生成した香気成分が加わる。主な匂いとなるのは低級脂肪酸で，乳製品の中でも特に匂いの強いチーズの匂いは，この低級脂肪酸によるところが大きい。

　畜肉の生臭みは**含硫化合物**が主たる要因であり，これにアルコールやアルデヒド，ケトンなど成分が加わって，匂いを形成している。肉の種類によって含まれる香気成分の比率が異なり，その比率の違いがそれぞれの肉独特の臭みを作っている。

　魚の場合，臭いの素となる成分は主に**アミン類**である。魚の生臭みは，魚の体に付着している微生物によって作られる。時間が経つに連れて微生物が魚に含まれる成分を分解して香気成分を作るため，鮮度の落ちた魚ほど生臭みが増える。

　魚の臭いとなる香気成分を図 3-26 に示す。魚，特に海水魚の生臭みの要因となるのは**トリメチルアミン** trimethylamine で，代謝産物の一種として魚の体中に存在するトリメチルアミンオキシドが微生物によって還元作用を受け，その結果，トリメチルアミンが生成する。一方の淡水魚の生臭みは**ピペリジン** piperidine というアミン類によるもので，これは微生物の作用でアミノ酸のリシンから生成される。

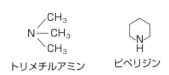

トリメチルアミン　　　ピペリジン

図 3-26　魚類の香気成分

3-4　酵素的褐変と非酵素的褐変

　食品が，茶色（褐色）に変色することは加工，調理あるいは貯蔵過程一般において認められる。この現象を褐変（褐色変化　browning）という。食品の褐変は，食品の品質にとって重要である。色や香り，呈味を生成させるなど積極的に利用して品質の向上に寄与する場合もあるが，また，品質低下の要因となる場合もある。そこでそれらの変化がどのような化学反応によって生じるのかということを理解することは，それを適切に制御するために役に立つ。食品が褐変する機構は，酵素の作用によって生じる酵素的褐変と酵素の関与しない非酵素的褐変とに大別される。

3-4-1　酵素的褐変　enzymatic browning
（1）ポリフェノールオキシダーゼによる褐変

　野菜，果物など植物性食品の組織を剥皮などによって傷つけて空気に触れさせておくと褐変が生じる。これはりんごやじゃがいものように身近に見られる。これら植物性食品には，多種多様なフェノール類が含まれていて，褐変が生じるのはフェノール類と酸化酵素の作用によるものである。フェノール類は，ベンゼン環に結合している水酸基の数によっ

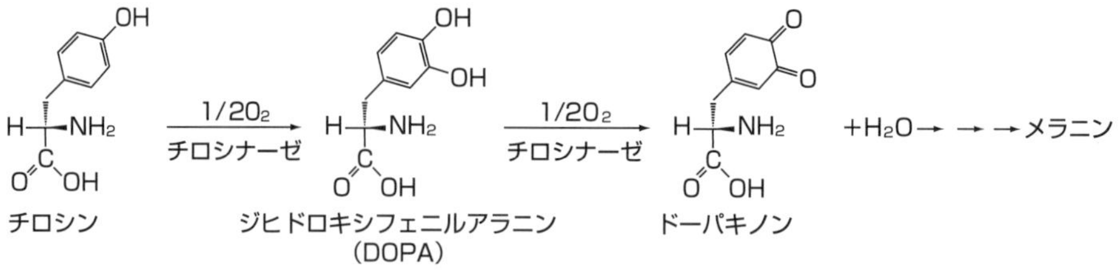

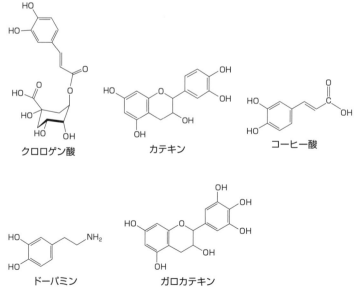

図3-27　酵素的褐変メラニンの生成

て，水酸基が1個の場合をモノフェノール monophenols といい，アミノ酸のチロシン側鎖（図3-27）がその例である。2つ以上の水酸基が結合している場合をポリフェノール polyphenols といい，アントシアニン anthocyanins などのフラボノイド flavonoids がその例である。生成する褐色物質は**メラニン** melanin という高分子化合物である。

　チロシンなどモノフェノールは，チロシナーゼ tyrosinase によって酸素分子から酸素一原子を受け取って水酸基をもう1つ結合し，2個の水酸基を持つジヒドロキシフェニルアラニン dihydroxyphenylalanine（DOPA）となる。さらにチロシナーゼが，DOPA の2個の水酸基から2個の水素原子を外して（酸化），もう1つの酸素原子と結合させ，水にすることによりドーパキノン dopaquinone を生成する。これがドーパクロムを経て重合し，メラニンの形成に至るのである（図3-27）。チロシナーゼは，ポリフェノールオキシダーゼ（フェノラーゼ）類の1つである。ポリフェノールは，文字通り**ポリフェノールオキシダーゼ** polyphenol oxidase によって脱水素（酸化）されて，キノン類 quinones を生成する。キノン類が重合することによりメラニンを生成する。メラニンはたんぱく質と結合し，不溶性となって着色する。このように酵素的褐変は，酵素反応であるので**酸化酵素**とその基質である**フェノール類**と酸素とが存在することによって起こる。

クロロゲン酸　　　　カテキン　　　　コーヒー酸

ドーパミン　　　　ガロカテキン

図3-28　食品に含まれるポリフェノール類

じゃがいも，ビート（てんさい），きのこ類には，チロシン，クロロゲン酸 chlorogenic acid が含まれ褐変反応の基質となりやすい。りんご，なし，ももでは，カテキン catechin，クロロゲン酸，コーヒー酸 caffeic acid，ごぼう，なすでは，クロロゲン酸，やまいもには，カテキン，ドーパミン dopamin，茶では，カテキン，ガロカテキン gallocatechin が含まれる（図 3-28）。同様の着色反応は動物性食品でもみられ，エビ類の黒変では，チロシンが基質となっている。

(2) 褐変の利用（紅茶の製造）

緑茶，ウーロン茶，紅茶は，どれも植物分類学的に同種植物のチャ*Camellia sinensis*から製造される。しかし，それぞれの茶の色調が異なるのは，茶葉製造時の酵素的褐変の程度によるものである。緑茶では，蒸すなどの加熱過程があり，茶葉中の酸化酵素を加熱変性により失活させているのに対し，紅茶では加熱せず，20〜25℃での発酵過程で茶葉に含まれるカテキン，ガロカテキンなどのポリフェノールをポリフェノールオキシダーゼによって十分に酸化させている。さらにキノン類を経てそれらの非酵素的重合を起こさせた食品である。その結果，図 3-29 に示す**テアフラビン** theaflavin，テアルビジン thearubidin という色素成分が生成し，これらが紅茶の色となっている。

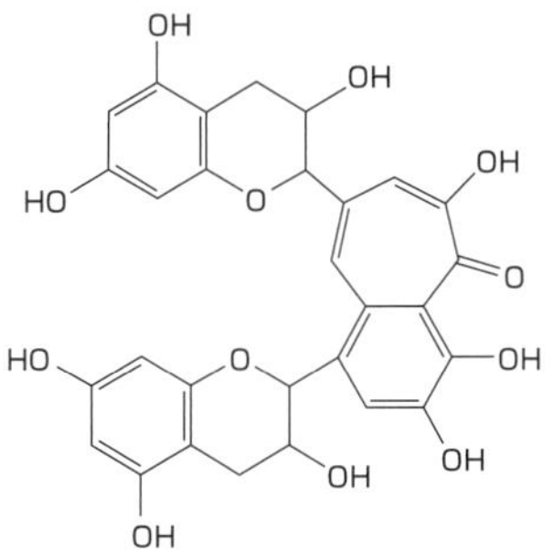

テアフラビン 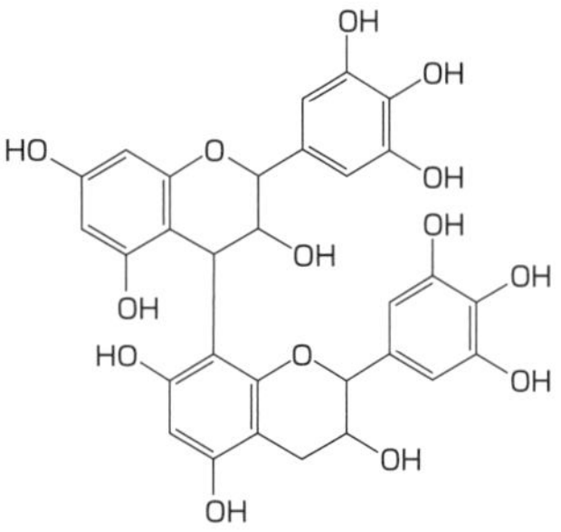　　　　　　　　　　テアルビジン

図 3-29　紅茶の色素成分

(3) 酵素的褐変の防止

酵素的褐変は，野菜，果物においては品質低下要因となるのでその防止が必要である。酵素的褐変が酵素反応であるので，その阻害条件として考えればよい。以下のような防止方法が利用されている。

1）加熱による酵素たんぱく質の失活

褐変しやすい野菜や果実の冷凍食品の製造において，食品に含まれる酸化酵素を失活させることを目的とし，90℃以上の熱湯または蒸気によって 3〜5 分程度の短時間で加熱処理される。これを**ブランチング** blanching という。ポリフェノールオキシダーゼは比較的熱に強いが，ほぼ不活性化できる。

2）還元剤や阻害剤の添加

　野菜や果実の乾燥において，亜硫酸塩，二酸化イオウ（気体を亜硫酸ガスという）などの還元剤が利用されている。二酸化イオウには，酸化酵素阻害作用もあり有効である。ワインの褐変防止にも用いられる。食塩は，酸化酵素の阻害剤であり，0.1 mol/L の食塩水は 80 ％程度を阻害するとされる。剥いたりんごを食塩水につけておくことは理にかなっている。

3）pH の調整

　ポリフェノールオキシダーゼの至適 pH が 4〜7 であるので活性の低下には，pH をこの範囲外にすればよい。そこで果実缶詰の製造などにおいて，クエン酸，アスコルビン酸などの添加により pH 3 以下にして酸化酵素の活性を低下させ，褐変を抑制する。

4）脱酸素剤の使用

　ポリフェノールオキシダーゼの酵素反応の基質の 1 つが，水素を受け取る酸素であるので，反応に酸素を関与させなければ進行しない。そこで脱酸素剤などが褐変の防止に利用される。脱酸素剤は，鉄原子が空気中の酸素分子と化合する（錆びる）ことを利用したもので，油脂の酸化防止にも広く用いられている。

コラム　ポリフェノールオキシダーゼはモノフェノールも酸化する

　ポリフェノールオキシダーゼは，酵素たんぱく質の活性部位の 2 個のヒスチジン残基に 2 つの銅イオン Cu（I）（I 価銅イオン）が結合した金属酵素である。この酵素は，ポリフェノールの酸化だけでなく，モノフェノールの水酸基付加も行って，o（オルト）-ジフェノールにするという 2 つの反応を同時に行うことができる。その巧妙な機構は以下のように考えられている。

ポリフェノールオキシダーゼ活性の反応機構

　この図は，ポリフェノールオキシダーゼの活性部位を示しており，２個のⅠ価銅イオンは酵素たんぱく質の各２つのヒスチジン残基の側鎖のN原子と配位結合して固定されている。酵素反応は，最初に酸素分子が２つの銅イオンと結合し，モノフェノールは後から１個の銅イオンと結合する。この時，銅イオンは酸化されてⅡ価イオンとなる。次いで一方の極性の高い酸素原子がモノフェノールの水酸基の隣の炭素原子（オルトo-位）に結合し，o-ジフェノールを生成する。最後にo-ジフェノールがo-キノンに酸化されて反応が終了するのである。

3-4-2　非酵素的褐変　non-enzymatic browning

　食品の褐変は，酸化酵素の関与しない非酵素的条件でも生じる。非酵素的褐変には，アミノカルボニル反応，カラメル化反応，アスコルビン酸の褐変反応などのいくつかのタイプがあるが，この褐変反応も品質の向上に寄与する場合もあり，また，品質低下の要因となる場合もある。これらの非酵素的褐変反応には，着色と同時にさまざまな香気成分の生成を伴うことが多く，食品の特徴を形成する重要な反応である。

(1) アミノカルボニル反応　amino-carbonyl reaction

　みそやしょうゆの着色，パンや焼き菓子表面の焼き色，コーヒーの黒褐色，あるいはビールの琥珀色（こはく）など身の回りの食品には，非酵素的褐変反応を利用した着色反応が広く見られる。そしてそれは食欲を引き出し，香ばしい香気と共に食生活を豊かにすることに貢献している。

　この着色反応は，食品に含まれるたんぱく質やアミノ酸などのアミノ化合物と単糖類やアルデヒド類などのカルボニル化合物との非酵素的な成分間反応であり，いくつかの中間体を経て，**メラノイジン** melanoidin と呼ばれる褐色物質を生成するものである。そこでこれを**アミノカルボニル反応**といい，研究者の名前にちなんだ**メイラード（マイヤーともいう）反応**という名称もよく用いられる。

　アミノカルボニル反応の起きやすさ（反応速度）には，温度，pH，水分，関与する化合物などのいくつかの因子がある。

　温度条件では，アミノカルボニル反応も化学反応であるから温度が高くなるほど反応速度は高まり，10℃上昇すると反応速度は３倍以上になる。また，この反応は室温でも進むので食品の貯蔵温度がポイントとなる。

　pH条件では，pH5以下の酸性では反応は遅いが，中性，アルカリ性では促進される。通常の食品が示すpH範囲（酸性〜中性）ではpH6〜7付近でもっとも反応性が高い。

　水分条件では，特に水分活性との関係が重要で，中間水分食品が示す水分活性範囲でもっとも反応性が高い（p.18 図2-4 参照）。

　アミノ化合物の反応性は，第1級アミン primary amine，R-NH$_2$が最も高く，以下ペプチド peptide，塩基性アミノ酸 basic amino acid，アミノ酸 amino acid，たんぱく質 protein の順である。たんぱく質のアミノカルボニル反応では，リシン残基やアルギニン残基の側鎖のアミノ基が反応しやすく，特にリシン残基が反応するということは，必須ア

ミノ酸の栄養性の低下につながる。

　カルボニル化合物として食品に含まれるもっとも一般的な物質は糖類である。糖類の反応性は，ペントース pentose が最も高く，以下ヘキソース hexose，二糖類 disaccharide の順で，非還元糖は反応しない。砂糖（スクロース）など非還元糖でアミノカルボニル反応がおきないのは，非還元糖は直鎖（開環）構造をとらないので，カルボニル基が生じないからである。ただし，調理でよく用いられる上白糖も非還元糖のスクロースであるが，ビスコという濃厚転化糖液が添加されているので加熱するとそれが褐変する。

2）アミノカルボニル反応の反応経路

　アミノカルボニル反応は，非常に複雑な反応経路を経てメラノイジンを生成する。メラノイジンは，分子量数百～数万の酸性物質で明確な構造は明らかではない。反応経路は，初期，中期，終期の三段階に分けられる（図3-30）。

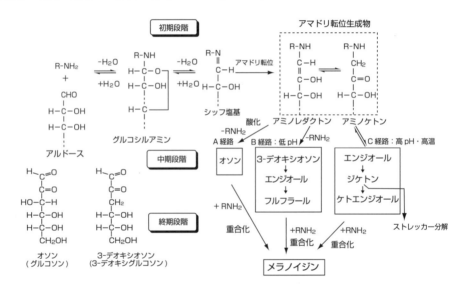

図3-30　アミノカルボニル反応の反応経路

　初期段階は，アミノ基とアルドース（アルデヒド型単糖）のカルボニル基との化合反応である。両者が脱水縮合してグルコシルアミン glucosylamine（窒素配糖体）を生成し，**シッフ塩基** Schiff base（イミド結合 RN=CH- という部分構造）を持つ分子となる。これがアミノレダクトン aminoreducton（エノール型糖）を経て，アミノケトン（フルクトシルアミン fructosylamine）というケトース（ketose：ケト型糖）に変換される。このようにアルドースがケトースに変換する反応を研究者の名前にちなんで**アマドリ転位反応** Amadori rearrangement reaction といい，生成物のケトース，あるいは平衡型のエノール型化合物をアマドリ転位生成物，またはアマドリ化合物 Amadori compounds という。アマドリ化合物は還元力が強く，分解されやすいので，さらに反応が進む。

　中期段階は，反応性の高いカルボニル化合物を生成する分解反応である。アマドリ化合

物であるアミノレダクトンからの経路は反応条件によってA経路，B経路，C経路で進行すると考えられている。A経路の場合，酸素の存在下で進行し，アミノ基が脱離してオソン（グルコソン）というα-ジカルボニル化合物が生成する。pHが4以下であるような場合は，B経路で進行し，アミノ基が脱離して3-デオキシオソン 3-deoxyosone（3-デオキシグルコソン 3-deoxyglucosone）などのα-ジカルボニル α-dicarbonyl を持つ化合物を生じる。これよりヒドロキシメチルフルフラール hydroxymethylfurfural を生成する。pHが7以上で，より高温の場合は，C経路で進行し，一部は副反応であるストレッカー分解に至り，香気成分が生成する。この中期段階でわずかに着色が認められる。

　終期段階では，反応性の高いα-ジカルボニル化合物やヒドロキシメチルフルフラールがアミノ化合物と結合し，あるいは重合し続けることによって褐色色素である**メラノイジン**が生成する。したがってこの段階で急速に褐変する。

3）ストレッカー分解　Strecker degradation

ストレッカー分解は，アミノカルボニル反応の副反応として位置づけられるが，食品の香味形成において極めて重要な反応である。ストレッカーはアミノ酸合成でも名前の残る研究者である。ストレッカー分解の役割は多彩な香味の形成にあり，着色はほとんど伴わない。ウイスキー，ブランデーなど蒸留酒の複雑な香気成分（1,000種類以上が知られている）はほとんどこの反応によって生成する。

　アミノカルボニル反応の中間段階でα-ジカルボニル化合物がα-アミノ酸と反応して，そのアミノ酸より炭素がひとつ少ないアルデヒド，およびアミノレダクトン（エナミノール enaminol）が生成する（図3-31）。ここで生成するアルデヒドは，反応するα-アミノ酸の種類によって異なり，したがってさまざまなアルデヒドが生成する。このような低分子のアルデヒドは，食品を焼いたときの香ばしさ（焙焼香）など特有の香気を呈することが多く，食品の特徴として極めて重要である。ここで生じたアミノレダクトンから，さらにピラジン類 pyrazines などさまざまな香気成分が生成する（図3-31）。この加熱に伴う香気成分は，調理食品の複雑な香味を形成することに大いに貢献している。

4）アミノカルボニル反応が食品におよぼす影響

　アミノカルボニル反応は，食品の調理・加工において，着色，香味の付加，栄養素の分解などを伴う変化に関する中心的化学反応としてたいへん重要である。みそ，しょうゆあるいはビール，ウイスキー，ブランデー，コーヒーなどの嗜好品においてはとくに極めて重要であるが，反応があまりにも複雑すぎて未だ十分解析されていない。たんぱく質やペプチドと糖類はたいていの食品に含まれ，室温以上で反応は始まるので，ほとんどの食品の中で必ず反応が進行していると考えてよい。

(2) アスコルビン酸による褐変

　アスコルビン酸は，ポリフェノールオキシダーゼによる酵素的褐変防止のためにリンゴジュースなどに添加されるが，レモン，オレンジ，グレープフルーツなど柑橘類では分解し，かえって褐変が生じる。アスコルビン酸が酸化され，デヒドロアスコルビン酸とな

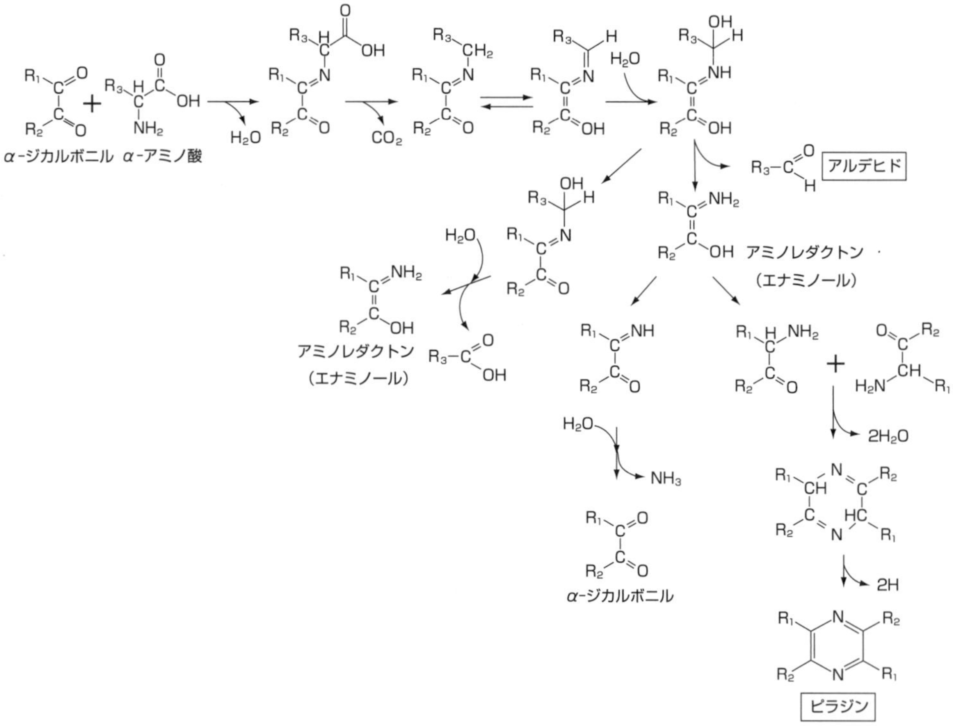

図3-31　ストレッカー分解による加熱香気成分（アルデヒド・ピラジン類）の生成

ると分解されやすく，2,3-ジケトグロン酸 2,3-diketogulonic acid を生成する。あるいはさらに分解されてカルボニル化合物を生成し，これらがアミノカルボニル反応やストレッカー分解を受けて褐変や臭いの原因となる。果汁飲料メーカーでは大問題であり，亜硫酸塩の添加などによる防止方法が検討されている。

(3) 非酵素的褐変の制御

　非酵素的褐変，とくにアミノカルボニル反応は，好ましい変化だけでなく，果汁，乳製品などでは品質の低下につながるので適切な制御が必要である。そこでアミノカルボニル反応の反応速度に影響する温度，pH，水分，関与する化合物などのいくつかの因子の制御が必要である。温度条件では，10℃以下の低温に保つことで反応の進行を遅らせる。pH 条件を設定できる場合は，pH5 以下とする。水分条件では，水分含量，水分活性を低下させる。脱酸素剤などの阻害剤，亜硫酸塩など還元剤の使用も一般的である。

3-5　テクスチャー

　テクスチャー texture とは，食べ物を食べたときに舌や口腔内の粘膜などで感じる感覚をいい，かんだときの歯ざわり，食品を手で触ったときの感覚などの触感を広くいう。食物のテクスチャーは食品素材がもっている組織や形態に由来し，嗜好性を高めるために加工や調理などの処理が施されることによって，変化がみられる。テクスチャーに関する

る研究は 1963 年にアメリカの食品会社に勤務していたツェスニアク A. S. Szczesniak によってはじまったとされ，近年，食品の物理的性質（力学的・レオロジー的性質）に関する研究が盛んにすすめられるようになった。

テクスチャーという言葉は，もともと織物の“織る”，“編む”などを意味するラテン語のテクソ texo からきており，衣類や布地の手ざわりなどのあらさ，細かさを表す言葉である。テクスチャーは主として口腔中で感じられる内容を意味する人間側に生ずる感覚と食品側を表す場合に用いられている。食物の化学的性質（味，香り）とは異なるかたさ，粘性，付着性，凝集性，もろさ，咀嚼性などを含む物理的性質は，食品の組織構造，成分の分布状態，分子の結合状態などによるところが大きい。

3-5-1　レオロジー

レオロジー rheology とは，流動を含めた物質の変形に関する研究領域と定義されており，17 世紀に弾性を示すフックの法則，粘性を示すニュートンの法則が示されたのを発端にしている。レオロジーは，“流れる”を意味するギリシャ語のレオ rheos を意味しており，物質の流動と変形を取り扱う近代科学の一分野に用いられている。レオロジーの目的は，物質の複雑な力学挙動を分子論的，構造論的に解明することや製品の性能の向上に役立てることであり，レオロジーの役割が重要になった。食品素材の性質や調理・加工における食品のレオロジーの研究に関心がむけられるようになったのは，1930 年代のことである。

レオロジーは高分子溶液やコロイド溶液の粘性流動から始まり，塑性流動や構造粘性などを扱う領域として体系づけられた力学的な学問として固体，液体，気体やそれらの混合物質などあらゆるものが対象になっている。

3-5-2　コロイド

コロイド colloid は，ある物質が他の物質に混じるときに，直径 1〜100 nm（1 nm = 1×10^{-9} m）程度の大きさの粒子となって比較的安定した状態で分散している状態をいう。分散している粒子をコロイド粒子といい，粒子を分散させる物質を**分散媒**，粒子として分散している物質を**分散質**という。コロイドには**親水コロイド**と**疎水コロイド**に分けられ，親水コロイドは沈殿しにくく，疎水コロイドは沈殿しやすい。疎水コロイドの周囲を取り囲んで沈殿しにくくさせる親水コロイドを保護コロイドといっている。

(1) ゾ　　ル

ゾル sol は液体中にコロイドが分散している状態をいい，液体のように流動性の状態を示す。牛乳は固体の微粒子が液体の中に分散しているゾルである。

(2) ゲ　　ル

ゲル gel は，コロイド溶液であるゾルが流動性を失った状態をいい，網目構造を作って固まったものである。ゲルを放置しておくと，網目構造から水が分離した**シネレシス**

syneresis（離しょう，離水）がみられる。

（3）キセロゲル

キセロゲル xerogel はゲルの中に存在する液体量が減少し，乾燥状態になったものをいい（乾燥ゲル），棒状寒天などがあてはまる。

図 3-32 のようにゾルは水溶液状で粒子が分散しており，ゲルは固体状で水を含む状態，キセロゲルは乾燥した状態を示している。

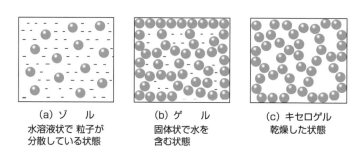

(a) ゾ　ル
水溶液状で 粒子が
分散している状態

(b) ゲ　ル
固体状で水を
含む状態

(c) キセロゲル
乾燥した状態

図 3-32　ゾルとゲルの分散状態
（川端晶子，『食品とテクスチャー（光琳選書4）』，光琳）

ゾル・ゲルとも液体中に固体が分散したもので，温度状態によってゾル-ゲルが双方に変化する**熱可逆性ゲル**とゾルからゲルになるとゾルには戻らなくなる**不可逆性ゲル**の2種類に分けられている。

たとえば，ゼラチンは加熱・冷却によって，ゼラチン溶液がゾルからゲル，ゲルからゾルに相変化し，このゾル-ゲル変化が常温に近い温度で可逆的にみられる。コラーゲンの熱変性物であるゼラチンは，加熱溶液ではランダムコイル状の分子構造をとる。この溶液を冷却すると，ゼラチン分子の一部がもとのコラーゲン様のらせん構造をとり，ネットワークが形成される結果，最終的に流動性を失い，ゲル化を示す。

3-5-3　サスペンションとエマルション

（1）サスペンション

液体のコロイド溶液を**サスペンション** suspension（懸濁液）という。液体中に固体粒子が肉眼または顕微鏡でみえる程度の粒子として分散した状態で，味噌汁や抹茶，水溶きかたくり粉などがあてはまる。サスペンションは，エマルションに比べると不安定で，しばらく静置すると固体の比重が水より大きければ沈殿し，小さければ浮く様子が観察される（表 3-4，表 3-5，図 3-33）。

（2）エマルション

エマルション emulsion（乳濁液）は液体中にほかの液体が分散している状態，または，分散相が固体であってもそのまわりに分散媒粒子が集まって液体分子と同じようになっている状態をいう（図 3-34）。エマルションには，水の中に油の小粒が分散した**水中油滴型**（O/W型 oil in water type）と油の中に水が分散した**油中水滴型**（W/O型 water in oil

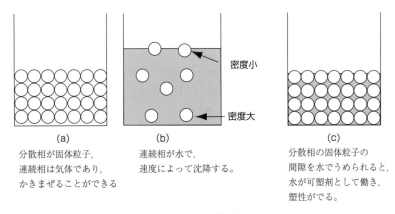

図3-33　サスペンション
（川端晶子，『食品とテクスチャー　（光琳選書4）』，光琳）

表3-4　分散系の分類

分散系		分散質/分散媒*
分子分散系 （粒子の直径＜1 nm）	溶液	/L
	固溶液	/S
コロイド分散系 （1 nm ≦粒子の直径≦ 100 nm）	固体コロイド	L, S/S
	懸濁質	S/L
	乳濁質	L/L
	エアロゾル	L, S/G
	分子コロイド	/L
	ミセルコロイド	/L
	泡	G/L, S
粗（大）粒子分散系 （粒子の直径＜ 100 nm）	懸濁質	S/L
	乳濁質	L/L
	泡	G/L, S

＊G：気体，L：液体，S：固体
（川端晶子，『食品とテクスチャー　（光琳選書4）』，光琳）

表3-5　食品コロイドの分類

分散媒（連続相）	分散相（分散質）	分散系	食品の例
気体	液体	エアロゾル（噴霧中の液体）	香りづけのためのスモーク
	固体	粉末（各種穀物の粉）	小麦粉，でんぷん，砂糖，スキムミルク，ココア，インスタントコーヒー
液体	気体	泡	ホイッピングクリーム，ソフトクリーム，ビールの泡
	液体	エマルション	牛乳，生クリーム，バター，卵黄，マヨネーズ
	固体	サスペンション	みそ汁，ジュース，スープ
		ゾル	ポタージュ，ソース，でんぷんペースト
		ゲル	ゼリー，ババロア，水ようかん，ブラマンジェ，カスタードプディング
固体	気体	固体泡	パン，スポンジケーキ，クッキー，卵ボーロ
	液体	固体ゲル	吸水膨潤した凍り豆腐，吸水膨潤した糸寒天，果肉

川端晶子，『食品物性学 レオロジーとテクスチャー』，建帛社
川端晶子，『食品とテクスチャー　（光琳選書4）』，光琳

type）があり，エマルションはコロイドの粒子の径が小さいほど安定している。

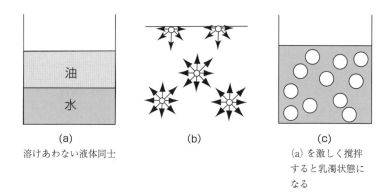

（a）
溶けあわない液体同士

（b）

（c）
（a）を激しく撹拌
すると乳濁状態に
なる

図3-34　エマルション
（川端晶子，『食品とテクスチャー　（光琳選書4）』，光琳）

3-5-4　ニュートン流動と非ニュートン流動

　スープ，ソース，くずあんなど流動しやすい液体には，流れやすいものや流れにくいものがあり，この流動に対する抵抗の大小を**粘性** viscosity という。粘性とは液体の内部摩擦 internal friction のことであり，食品の粘性は調理加工においては重要な性質として，食物の嗜好性に与える影響も大きい。粘性について定義を与えたのはニュートンである。

　一定の外力に対応して一定の速度で流動し，力と変形速度が直線的な関係（比例関係）にある流動を**ニュートン流動**といい，低分子の液体（水，食用油，アルコールなど）や気体はこれにあてはまる。力と変形速度が比例関係にない流動を**非ニュートン流動**といい，コロイド分散液や高分子溶液などがあてはまる。

コラム　ニュートン流動　Newtonian flow

　図は平行平板間の流動を示している。2枚の平行板間の断面積を A（m²）とし，その間に厚さ h（m）の液体がはさまれているとき，F（N）の力が働いて t（m/s）の速度で動くと，液体の速度は下の板からの距離に比例して変化することになるから一定の速度勾配 $\dot{\gamma} = v/h$（s⁻¹）を生ずる。液体の流動は互いに平行な薄い液層が重なるため，各層は少しずつ異なる速度で一定の方向に動くことになり，このような流動を層流　laminar flow という。"ずり"とは，物体の表面に対して外力が作用したときに，物体が体積を変えずに形がゆがむ現象である。そこで単純ずり流動をさせた時には，流動の速度勾配 $\dot{\gamma}$ はずりひずみ γ の時間変化率を示し，$\dot{\gamma} = d\gamma/dt$（s⁻¹），これをずり速度　shear rate　という。ずり速度を定常的に起こさせるために加える応力はずり応力 S　shear stress　である。

　ニュートンの法則ではずり応力 S がずり速度 $\dot{\gamma}$ に比例する。

　ニュートンの法則式にしたがう流動をニュートン流動，ニュートン流動の示す粘性

をニュートン粘性という。粘性率の単位（SI単位）はPa·s（パスカル・秒）であり，1/1000 Pa·sは1(mPa·s)，20℃の水の粘性率は1(mPa·s)である。水，シロップ，すまし汁などはニュートン流動を示し，牛乳，卵黄などはニュートン流動に近いとされている。

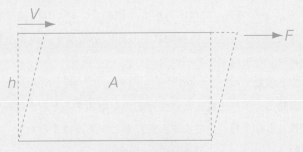

平行平板の間の流動

（中濱信子，大越ひろ，森高初恵，『改訂新版 おいしさのレオロジー』，アイ・ケイコーポレーション）

非ニュートン流動　Non-Newtonian flow

　ニュートン流動は液状食品の流動特性としてニュートンの法則にしたがい，ずり速度とずり応力の間で比例関係をもつ粘度を示す流動体であるが，分子構造の複雑な高分子化合物の合成ではこの式に従わない流体もみられる。

　多くの粘稠な食品は，ニュートンの粘性の法則にしたがわない場合もあり，このような流体を非ニュートン流体，非ニュートン流体の示す粘性を非ニュートン粘性という。非ニュートン粘性の例としては高分子溶液やコロイド分散系などのでんぷん糊液，ホワイトソース，マヨネーズソースがあてはまる。非ニュートン流体において，ずり応力Sとずり速度$\dot{\gamma}$の比をみかけの粘性率 apparent viscosity といい，この$\dot{\gamma}$に対するSの関係をグラフ上に描いたものが流動曲線である（下図）。

　nはずり速度の依存性を示す指数であり，すなわち流動性指数　flow behavior index という。

　$n=1$の場合は，ニュートン流動，

　$n>1$の場合をダイラタント流動　dilatant flow を示し，

　$0<n<1$の場合は擬塑性流動　pseudoplastic flow　という。

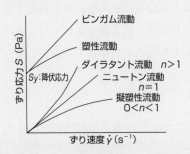

流動曲線

（中濱信子，大越ひろ，森高初恵，『改訂新版 おいしさのレオロジー』，アイ・ケイコーポレーション）

非ニュートン流動はビンガム流動，ダイラタント流動，擬塑性流動などに分類されている。

（1）塑性流体とビンガム流動

塑性流動はそのまま放置した場合には固体と同じで流動しないが，小さな力で容易に自由な形に成形することができ，降伏応力をもつ流動をいい，ずり流動化を示す。この塑性流動のうち，ずり速度に応じて直線的にずり応力が増加する現象を**ビンガム流動**といい，バター，チョコレートなどがあてはまる。

（2）ダイラタント流動

ダイラタント流動は，ずり速度またはずり応力が増加するとみかけの粘度が増加する現象をいい，水でこねる片栗粉（生でんぷん液）などがあてはまる。

（3）擬塑性流動

擬塑性流動は，ずり速度またはずり応力が増加するとみかけの粘度が減少する現象をいい，コンデンスミルク，ソース，糊化したでんぷん液などがあてはまる。

3-5-5　チキソトロピー，レオペクシー，ダイラタンシー

（1）チキソトロピー

チキソトロピー thixotropy は揺変性を意味する，ゲル状のものに振動を加えると粘性が低下してゾルに変わり，そのまま放置しておくとしだいに粘性が増してゲルに戻る性質をいう。チキソトロピーはかき混ぜたり，振り混ぜるように力を加えることで，粘度が下がる現象である。チキソトロピーと擬塑性流動との違いは，与える力だけでなく，時間経過に伴う粘度変化の有無であり，チキソトロピーを示す流体は，一定の力をかけ続けることで粘度が下がり，下がった粘度はある一定時間放置すると元に戻る性質である。

チキソトロピーは粒子間の凝集力による構造の形成能によるものであり，粒子の表面の性質に大きく支配される。チキソトロピーは振とう，静置による等温可逆的なゾル-ゲルの変換を示し，粒子間に形成された構造が破壊後に流動という時間的な構造の回復形成能を示す現象で，びんの中のトマトケチャップ，マヨネーズなどがあてはまる。

（2）レオペクシー

レオペクシー rheopexy は，非球状粒子の懸濁液が適当な振動あるいはずり速度を与えられることによって，ゲル化が促進される現象をいう。レオペクシーは，ずり速度を増加させたあと，減少させると粘度増加の現象を示す現象で，卵白の泡立てや石こうの例などがあてはまる。

（3）ダイラタンシー

ダイラタンシー dilatancy は粒子の細密充塡状態のペーストが強い力によってふくらむ現象をいう（ふくらむ：dilate）。ダイラタンシーとは，粒子の充塡状態が急激な外力により，一時的に変わることから起こる現象である（図3-35）。比較的大きな粒子の間に液体が満たされている場合，急激な外力（ずり）で膨張し，液体を吸い込み硬化する現象で，

外力を除けば，再び流動性が回復する。ダイラタンシーはひずみ速度や力を増すとみかけの粘度が増すような性質をいい，でんぷん懸濁液などがあてはまる。生のでんぷんに水を加え，ゆっくりとかき混ぜることはできるが，急激に混ぜようとすると非常に硬い。

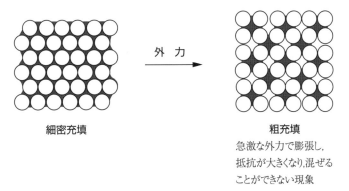

細密充填　　　　　　　　　　　　　粗充填

急激な外力で膨張し，
抵抗が大きくなり,混ぜる
ことができない現象

図 3-35　ダイラタンシー現象の模式図
（川端晶子，『食品物性学 レオロジーとテクスチャー』，建帛社（1989））

章末問題

問1 食品の色に関する記述である。正しいのはどれか。1つ選べ。

(1) カロテンは，赤，橙，黄色を示す水溶性色素である。

(2) クロロフィルは，分子構造中に鉄イオンを有している。

(3) 古くなった肉は，メトミオグロビンによって褐色づいている。

(4) サケやマスの身に赤色をつける色素は，カリステフィンである。

(5) ベタレイン系色素は，分子中に窒素をもたない。

問2 色素成分に関する記述である。正しいのはどれか。1つ選べ。

(1) トマトやすいかに赤色をつける色素は，リコペンである。

(2) キサントフィル類のうち，ルテインはプロビタミンA活性を有する。

(3) クロロフィルに加熱や酸処理を行うと，クロロフィリドが生成する。

(4) いちごに赤色をつける色素は，カプサンチンである。

(5) オキシミオグロビン中の鉄イオンは，Fe^{3+} の形で存在している。

問3 色素成分に関する記述である。正しいのはどれか。1つ選べ。

(1) たんぱく質結合型のアスタキサンチンは，赤色を示す。

(2) アントシアニンは，酸性では青色を呈する。

(3) 食肉に赤色をつけるミオグロビンは，フラボノイド系色素である。

(4) ルチンは，アントシアニンの一種である。

(5) ターメリックに含まれる色素は，クルクミンである。

問4 呈味成分に関する記述である。正しいのはどれか。1つ選べ。

(1) 砂糖の甘味は，マルトースによる。

(2) かんきつ類の酸味は，クエン酸による。

(3) コーヒーの苦味は，イソフムロンによる。

(4) こしょうの辛味は，シニグリンによる。

(5) 緑茶の渋味は，テアニンによる。

解説

(1) カロテンは，脂溶性の色素である。

(2) 分子構造中にマグネシウムイオンを有している。

(4) サケやマスに含まれる赤色色素は，アスタキサンチンである。

(5) ベタレイン系色素は，分子中に窒素を有する。

解説

(2) キサントフィルでプロビタミンA活性を有するのは，β–クリプトキサンチンのみである。

(3) フェオフィチンが生成する。

(4) いちごに含まれる赤色色素は，アントシアニンの一種のカリステフィンである。

(5) オキシミオグロビン中の鉄イオンは，二価鉄（Fe^{2+}）の形である。

解説

(1) たんぱく質結合型のアスタキサンチンでは，青緑色を示す。

(2) アントシアニンは酸性で赤色を呈し，アルカリ性で青色を呈する。

(3) ミオグロビンは，ヘム系色素の一種である。

(4) ルチンはフラボノイド系色素の一種だが，アントシアニンではない。

解説

(1) 砂糖に含まれる甘味成分は，スクロースである。

(3) コーヒーの苦味は，カフェインによる。

(4) こしょうの辛味は，ピペリンとチャビシンによる。

(5) 緑茶の渋味は，カテキン類による。テアニンは，緑茶の旨味成分である。

解答

問1 (3)　問2 (1)

問3 (5)　問4 (2)

(1) β型の方が，α型よりも3倍程度甘味が強い。
(2) 食酢に含まれる酸味成分は，酢酸である。
(3) 陽イオンの違いから，塩化マグネシウムは塩化ナトリウムよりも苦味が強い。
(4) かつお節の旨味成分は，5'-イノシン酸である。

問5　呈味成分に関する記述である。正しいのはどれか。1つ選べ。

(1) フルクトースは，α型の方がβ型よりも甘味が強い。

(2) 食酢に含まれる酸味成分は，乳酸である。

(3) 塩化マグネシウムは，塩化ナトリウムよりも塩味が強い。

(4) かつお節に含まれる旨味成分は，L-グルタミン酸である。

(5) とうがらしに含まれる辛味成分は，カプサイシンである。

(1) ステビオシドの甘味度は，スクロースの200～300倍ある。
(2) アスパルテームは，アスパラギン酸とフェニルアラニンメチルエステルから成るペプチド型の甘味成分である。
(3) 5'-グアニル酸は，干ししいたけに含まれる旨味成分である。
(5) シブオールは，可溶化するとだ液に溶けて味蕾に作用するため，渋味が増す。

問6　呈味成分に関する記述である。正しいのはどれか。1つ選べ。

(1) ステビオシドの甘味度は，スクロースより低い。

(2) アスパルテームは，ペプチド型の苦味成分である。

(3) 5'-グアニル酸は，かつお節の旨味成分である。

(4) わさびやからしの辛味は，ミロシナーゼの作用によって生じる。

(5) シブオールは，不溶性化すると渋味が増す。

(1) 同じ匂いを嗅ぎ続けると，感覚が鈍くなる。これを嗅覚順応という。
(3) バナナの香りは，主に酢酸イソアミルによる。
(4) まつたけの香りは，主にマツタケオール（1-オクテン-3-オール）と桂皮酸メチルによる。
(5) にんにくの香りは，主にジアリルジスルフィドによる。

問7　香気成分に関する記述である。正しいのはどれか。1つ選べ。

(1) 同じ匂いを嗅ぎ続けると，感覚が鋭くなる。

(2) レモンの香りは，シトラールによる。

(3) バナナの香りは，桂皮酸メチルによる。

(4) まつたけの香りは，トリメチルアミンによる。

(5) にんにくの香りは，アリルイソチオシアネートによる。

(1) グレープフルーツの香りは，主にヌートカトンによる。
(2) きゅうりの香りは，主にノナジエノール（キュウリアルコール）による。
(3) 野菜の青臭さは，主にヘキセノールやヘキセナールによる。
(5) バターの香りは，低級脂肪酸の影響が大きい。

問8　香気成分に関する記述である。正しいのはどれか。1つ選べ。

(1) グレープフルーツの香りは，アントラニル酸メチルによる。

(2) きゅうりの香りは，リモネンによる。

(3) 野菜の青臭さは，酢酸イソアミルによる。

(4) 干ししいたけの香りは，レンチオニンによる。

(5) バターの香りは，ピペリジンによる。

```
─ 解　答 ─────
　問5　(5)　　問6　(4)
　問7　(2)　　問8　(4)
```

問9 香気成分に関する記述である。正しいのはどれか。1つ選べ。

(1) 柑橘類中の香気成分は，果皮よりも果肉に多く含まれる。

(2) 完熟したりんごの甘い香りは，ノナジエナールによる。

(3) ももの香りは，γ-ウンデカラクトンによる。

(4) にんにくの匂いは，ミロシナーゼの作用によって生じる。

(5) カプリル酸は，魚の生臭さの成分である。

解説
(1) 柑橘類中の香気成分は，果皮の油胞部に多く含まれる。
(2) リンゴの香りは，熟すに従ってアルコールと有機酸から生成してくるエステル類の影響が大きい。
(4) アリイナーゼの作用で，前駆体のアリインが分解されて匂いが生じる。
(5) カプリル酸は低級脂肪酸の一種で，乳・乳製品の香りの成分である。

問10 食品の褐変に関する記述である。正しいのはどれか。1つ選べ。

(1) りんごが褐変するのは，りんごが含む還元糖によるものである。

(2) 品質の低下になるので防止しなければならない。

(3) コーヒーの褐変物質は，カフェインである。

(4) テアルビジンは，カテキンが酸化酵素によって酸化されてできる。

(5) 食品では，水分が多いのでアミノカルボニル反応は起きにくい。

解説
(1) りんごの褐変は，カテキンやクロロゲン酸がポリフェノールオキシダーゼにより酸化されて生じる。
(2) 紅茶やビール，みそ・しょうゆの着色反応や，副反応による加熱香気成分の生成は好ましい褐変反応である。
(3) コーヒーの褐変物質は，焙煎時のアミノカルボニル反応によって生じるのでメラノイジンなどである。
(5) 水分含量そのものより，水分活性の影響を受ける。

問11 酵素的褐変に関する記述である。正しいのはどれか。1つ選べ。

(1) 酵素的褐変は，温度による影響を受けない。

(2) ポリフェノールオキシダーゼは，銅を含む。

(3) 酵素的褐変は，空気中の窒素分子を基質とする。

(4) しょうゆの製造には，主として酵素的褐変が利用されている。

(5) 褐変物質は，メラトニンという。

解説
(1) 酸素反応であるので，温度の影響を受ける。
(3) 酵素的褐変の基質は，酸素分子とフェノール成分である。
(4) しょうゆの製造では，アミノカルボニル反応によって着色する。
(5) 酵素的褐変の褐変物質は，メラニンである。

問12 アミノカルボニル反応に関する記述である。正しいのはどれか。2つ選べ。

(1) リシンは，非還元糖と結合する。

(2) 反応は，酸化酵素によって進行する。

(3) 中間体から，加熱香気成分が生成される。

(4) 中間水分食品は，もっとも反応しやすい水分活性を有する。

(5) 生成物は，テアフラビンである。

解説
(1) リシンの側鎖は，還元糖とシッフ塩基を形成する。
(2) アミノカルボニル反応は，非酵素的褐変反応である。
(3) ストレッカー分解による。
(5) 生成物は，メラノイジンである。

解答

問9 (3)　問10 (4)

問11 (2)　問12 (3)(4)

問13 食品とその物性に関する記述である。正しいのはどれか。1つ選べ。
(1) こんにゃくは，ゾルである
(2) バターは，O/W型エマルションである
(3) チョコレートは，キセロゲルである
(4) マヨネーズは，チキソトロピー流動を示す
(5) でんぷんのりは，ダイラタンシー流動を示す

問14 食品とその物性の組合せである。正しいのはどれか。1つ選べ。
(1) 高濃度のでんぷん液 ― レオペクシー
(2) サラダ油 ― ニュートン流体
(3) トマトケチャップ ― ダイラタンシー
(4) ジュース ― チキソトロピー
(5) 水ようかん ― キセロゲル

問15 食品コロイドに関する記述である。誤っているのはどれか。1つ選べ。
(1) 卵白は，親水コロイドである
(2) 加熱した寒天は，冷やすとゾルに変化する
(3) ショートニングは，窒素ガスが分散したコロイドである
(4) クリームからバターを作るとき，エマルションはO/W型からW/O型に転移する
(5) ヨーグルトは，たんぱく質が酸で凝固した沈殿ゲルである

解 答
問13 (4)　問14 (2)
問15 (2)

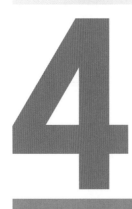 食品の三次機能

4-1　食品の三次機能とは

4-1-1　機能性食品

（1）食品の三次機能（生体調節機能）

　機能性食品は，食品の三次機能である生体調節機能が認められている成分を特に多く含んでいる食品のことである。機能性食品に認められている三次機能は幅広く，腸管での免疫機能や消化・吸収機能の調節，体内での抗酸化活性や血圧調節など吸収される前から吸収された後まで多岐に及んでいる。近年の健康志向もあり，食品の持つこのような生体調節機能が注目されている。

（2）特別用途食品と保健機能食品

　さまざまな食品が市場に出回る中で，消費者が食品を適切に選択できるように必要な情報を提供することは重要である。**特別用途食品**は栄養改善法（現　健康増進法）に基づき1952年に創設され，「乳児，妊産婦，授乳婦，えん下困難者，病者などの発育や健康の保持・回復などに適するという特別の用途について表示する食品」とされている。**特定保健用食品**は特別用途食品の一つとして1991年に創設された。特別用途食品は現在，病者用食品，妊産婦・授乳婦用粉乳，乳児用調製乳，えん下困難者用食品（とろみ調整用食品を含む。），**特定保健用食品**に区分されている（2019年改正）。また，食品衛生法による**保健機能食品制度**（2001年施行）においても，**特定保健用食品**および**栄養機能食品**が区分されている。その後，2005年の見直しにより，それまでの個別許可型以外に，特定保健用食品（規格基準型），特定保健用食品（疾病リスク低減表示型），条件付き特定保健用食品が加えられ，2019年には特定保健用食品（再許可等）が新たに加えられた。**食品表示法**（2015年施行）により開始された**機能性表示食品制度**では，従来の保健機能食品に新たに**機能性表示食品**が加えられた。機能性表示食品では，事前に消費者庁長官に届出をすることで，事業者の責任において科学的根拠に基づく機能性を食品に表示することができる。ただし，特定保健用食品とは異なり，国による個別の許可を受けたものではない。機能性表示食品は，生鮮食品を含む全ての食品（一部を除く）が対象である。また，疾病に罹患

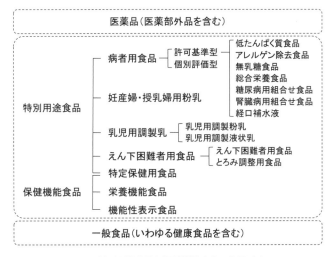

図 4-1　特別用途食品と保健機能食品の位置づけ
特別用途食品や保健機能食品は一般食品（いわゆる健康食品を含む）
とは区別され，食品と医薬品の中間に位置づけられている。

していない人（未成年者，妊産婦（妊娠を計画している方を含む）及び授乳婦を除く）を対象とする食品である。そして届出情報は消費者庁のウェブサイトで公開され，消費者が確認できる。これらの食品の位置付けは図 4-1 に示すように，一般食品（いわゆる健康食品を含む）とは区別され，食品ではあるが医薬品と一般食品の中間に位置付けられる。

（3）特定保健用食品の分類

　特定保健用食品は，「科学的根拠に基づき食生活において特定の保健の目的で摂取する者に対し，その摂取により当該保健の目的が期待できる旨の表示をする食品」として定義されている。また，食品であるため疾病の治療，予防に関する表現はできない。特定保健用食品は前述のように 5 つの類型に分けられる。個別許可型の特定保健用食品は個別審査により，その科学的根拠が認められたものである。従来の特定保健用食品がこれにあたる。特定保健用食品（規格基準型）は許可実績が多く科学的根拠が蓄積されている成分に関して，その成分を含有する食品について消費者委員会による個別審査を行わず，規格基準に適合しているかどうかを消費者庁担当事務局が審査したものである。特定保健用食品（疾病リスク低減表示）はその成分の摂取による疾病リスクの低減が医学的，栄養学的に認められているものについて「疾病リスクの低減」に関する表示を可能としたものである。現在はカルシウムと骨粗鬆症，葉酸（プテロイルモノグルタミン酸）と子どもの神経管閉鎖障害について認められている。カルシウムについては「骨粗鬆症リスクが低減するかもしれません」，葉酸については「神経管閉鎖障害を持つ子どもの生まれるリスクが低減するかもしれません」という表示が認められている。条件付き特定保健用食品は審査で要求されているレベルには届かないが一定の有効性が認められたものであり，「○○を含んでおり，根拠は必ずしも確立されていませんが，△△に適している可能性がある食品です」のように限定的な科学的根拠である旨を表示しなければならない。特定保健用食品

（再許可等）は，すでに許可されている食品が軽微な変更（商品名や風味など）をして改めて許可を受けたものである。

4-1-2　特定保健用食品に許可されている成分とその機能

現在，多くの食品が特定保健用食品として許可されている。それらは成分の生理機能の違いよって分類される。表4-1にそれぞれの食品の表示内容と代表的な関与成分を示した。特定保健用食品に代表される機能性成分の作用機序は，口腔内や消化管内といった吸収前の作用と消化吸収後の体内での作用に大別される。口腔内や消化管内で作用する食品としては抗う蝕作用や再石灰化作用を持つ「虫歯の原因になりにくく歯を健康にする

表4-1　特定保健用食品に認可された成分

表示内容	関与成分（代表例）	作用部位
虫歯の原因になりにくい食品	糖アルコール：マルチトール，還元パラチノース	口腔内で作用
歯を丈夫で健康にする食品	キシリトール フクロノリ抽出物（フノラン） リン酸一水素カルシウム カゼインホスホペプチドー非結晶リン酸カルシウム複合体（CPP-ACP） リン酸化オリゴ糖カルシウム（POs-Ca）	
おなかの調子を整える食品	食物繊維：小麦ふすま由来食物繊維，難消化性デキストリン，ポリデキストロース，サイリウム種皮由来食物繊維，低分子化アルギン酸ナトリウム オリゴ糖：フルクトオリゴ糖，乳果オリゴ糖，キシロオリゴ糖，コーヒー豆マンノオリゴ糖 乳酸菌	消化管内で作用
コレステロールが高めの方の食品	食物繊維：キトサン，サイリウム種皮由来食物繊維，低分子化アルギン酸ナトリウム 大豆たんぱく質 植物ステロール 茶カテキン	
カルシウムの吸収を助ける食品	オリゴ糖：フルクトオリゴ糖，乳果オリゴ糖 カゼインホスホペプチド（CPP） クエン酸リンゴ酸カルシウム（CCM）	
血糖値が気になり始めた方の食品	難消化性デキストリン ʟ-アラビノース 小麦アルブミン グァバ茶ポリフェノール	
血圧が高めの方に適する食品	オリゴペプチド：ラクトトリペプチド，サーデンペプチド，わかめペプチド，ゴマペプチド，かつお節オリゴペプチド γ-アミノ酪酸（GABA） 杜仲葉配糖体（ゲニポシド酸）	吸収後に作用
骨の健康が気になる方の食品	乳塩基性たんぱく質 大豆イソフラボン	
体脂肪が気になる方の食品	中鎖脂肪酸 茶カテキン コーヒー豆マンノオリゴ糖	消化管内または吸収後に作用
血中中性脂肪が気になる方の食品	n-3系多価不飽和脂肪酸：DHA，IPA グロビンたんぱく分解物 ウーロン茶重合ポリフェノール 難消化性デキストリン モノグルコシルヘスペリジン	

「体脂肪が気になる方の食品」および「血中中性脂肪が気になる方の食品」の関与成分には消化管内で作用する成分と吸収後に作用する成分がある。

食品」，腸内細菌叢を改善し整腸作用を持つ「おなかの調子を整える食品」，コレステロールや胆汁酸の体外排泄を促進しコレステロール低減作用を持つ「コレステロールが高めの方のための食品」，消化管内でのカルシウムの可溶性を高め吸収促進作用を持つ「カルシウムの吸収を助ける食品」，糖質や脂肪の消化酵素の活性を阻害し吸収を緩やかにする作用を持つ「血糖値が気になる方のための食品」や「血中中性脂肪が気になる方のための食品」がある。

消化吸収後の体内で作用する食品としては血圧上昇を抑制する作用を持つ「血圧が高めの方に適する食品」，骨形成促進作用を持つ「骨の健康が気になる方のための食品」，血中中性脂肪や体脂肪の低減作用を持つ「血中中性脂肪や体脂肪が気になる方のための食品」がある。

特定保健用食品として認められている成分の機能は，現在のところ表4-1に示した表示内容の通りである。特定保健用食品とはなっていないが，それ以外にも生理機能を持つ食品成分が数多く報告されている。また，生理機能の種類についても特定保健用食品として認められている機能以外もあり，抗酸化作用や発がん抑制作用などが報告されている。

4-2　口腔内や消化管内で作用する機能

4-2-1　虫歯の原因になりにくく歯を健康にする食品

(1) う蝕のメカニズム

虫歯（う蝕）の発生するメカニズムとしては，ミュータンス連鎖球菌（*Streptococcus mutans*）がスクロースのような糖質を利用して不溶性多糖類であるグルカンを産生し，このグルカンによって歯の表面に歯垢（プラーク）が形成される。この歯垢が菌の産生する酸の拡散を防ぎ，さらに唾液による酸の中和作用を阻止する。この状態が続くことにより酸によって徐々に歯のエナメル質が壊されていく（脱灰作用）。したがって，ミュータンス菌に利用されない糖質を摂取することでう蝕が発生しにくくさせることが可能となる。

脱灰作用では歯からカルシウムが溶出してしまう。逆に歯にカルシウムを供給し，歯を作るのが再石灰化作用である。脱灰作用のほうにバランスが傾くことも虫歯の要因となる。したがって，抗う蝕作用を持つ糖質の摂取とともに再石灰化を促進させることも歯の健康を維持するために大切である。

(2) 糖アルコールとオリゴ糖

現在，いくつかの糖アルコールに低う蝕作用が確認されている。マルチトール，エリスリトール，パラチノース，還元パラチノース，キシリトールなどがある。また，フルクトオリゴ糖やカップリングシュガーといったオリゴ糖も低う蝕性の糖質である。これらの糖アルコールやオリゴ糖はミュータンス連鎖球菌の基質になりにくい性質があるため，低う蝕作用を示す。また，甘味を持つことから砂糖の代替甘味料としても利用されている。

(3) 再石灰化を促進する食品成分

じゃがいもでんぷんを酵素処理することで得られるリン酸化オリゴ糖カルシウム（POs-Ca）は水溶性が高く，カルシウムの供給源となり唾液中のカルシウム/リン比を高める。この作用によってエナメル質の再石灰化を促進する。カゼインホスホペプチド-非結晶リン酸カルシウム複合体（CPP-ACP）やキシリトール，リン酸一水素カルシウム（第2リン酸カルシウム），フクロノリ抽出物（フノラン）を配合したチューインガム類が再石灰化を促進する「歯を健康にする食品」として特定保健用食品に登録されている。キシリトールとフクロノリ抽出物はカルシウムと結合する性質があり，リン酸一水素カルシウムはエナメル質の原料となるカルシウムとリン酸の供給源となる。これらを混合したガムを咀嚼することで効果的な歯の再石灰化の促進が得られる。

4-2-2　おなかの調子を整える食品

(1) 腸内細菌と整腸作用

ヒトの腸内には100種類にも及ぶ腸内細菌が存在し，腸内細菌叢を形成している。ヒトは母親の胎内にいる時は無菌状態であるが，出生後腸内では腸内細菌が増殖していく。出生後4～7日目くらいにはビフィズス菌（ビフィドバクテリウム属 *Bifidobacterium*）が優勢となる。加齢（特に老年期において）とともにビフィズス菌の菌数は減少し，逆にウェルシュ菌や大腸菌の菌数が顕著に増加することになる（図4-2）。ウェルシュ菌や大腸菌は腐敗物質（アンモニア，硫化水素，アミン，インドールなど）や発がん物質（ニトロソ化合物など），二次胆汁酸を産生し，人に対して発がんなどさまざまな障害を与える。一方でビフィズス菌や乳酸菌（ラクトバシラス属 *Lactobacillus*）は免疫機能を増強するなどの有益な働きをしている。腸内細菌は食物繊維などの難消化性の発酵基質を利用して短鎖脂肪酸（酢酸，プロピオン酸，酪酸など）を生成する。これらの短鎖脂肪酸は腸内 pH を低く抑えることで有用菌の増殖を促進し，有用菌が優勢な菌叢を構築する。また，体内に取り込まれエネルギーとしても利用される。

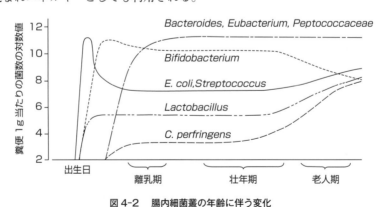

図4-2　腸内細菌叢の年齢に伴う変化

（光岡知足，『老化と腸内細菌』，老年消化器病，医学図書出版（2001）より一部改変）

(2) 食物繊維

食物繊維 dietary fiber はヒトの消化酵素で分解されない食品中の難消化性成分の総称

と定義されるが，その定義は未だ統一的なものではない。食物繊維は難消化性の多糖類とリグニンから成る。また，溶解性の違いによって**不溶性食物繊維**と**水溶性食物繊維**にも分類される。不溶性食物繊維としてはセルロースやヘミセルロース，ペクチン質（プロトペクチン），キチンなどがあり，水溶性食物繊維としてはペクチン質（ペクチニン酸，ペクチン酸），アルギン酸，寒天（アガロース），コンニャクマンナン（グルコマンナン），グアーガム，イヌリンなどがある。

　食物繊維の生理作用は，その物理化学的性質と密接に関わっている（図4-3）。食物繊維の物理化学的性質には保水性，カサ形成能，粘性（ゲル化），吸着能，発酵性などがある。これらの性質は不溶性食物繊維と水溶性食物繊維で異なり，不溶性食物繊維は保水性やカサ形成能が高く，水溶性食物繊維は粘性や発酵性が高い。粘性の増加は食物の胃から腸への排出速度を遅くする。さらに糖質や脂質の消化・吸収を緩やかにすることで，食後の血糖値や血中コレステロール値の上昇を抑制する。保水性やカサ形成能は便量を増やし，排便を促進する。吸着能は胆汁酸やコレステロールを吸着し体外に排出させることで血中コレステロール量を減らす効果がある。発酵性は大腸で腸内細菌による発酵を受ける性質のことで，水溶性食物繊維は発酵により短鎖脂肪酸（酢酸，プロピオン酸，酪酸など）に変換されやすい。その結果，大腸内のpHが低下する。このpHの低下により腸内細菌による有害物質の生成が抑制される。また，乳酸菌やビフィズス菌のような有用菌の増殖を促進し，ウェルシュ菌のような有害菌の増殖を抑えることで腸内細菌叢を改善する。

　特定保健用食品の「おなかの調子を整える食品」には食物繊維の持つ整腸作用（排便促進作用や腸内細菌叢の改善作用）を用いたものがある。関与成分には，こむぎふすま（こむぎの製粉時に出る表層部）に由来する食物繊維，とうもろこしやじゃがいものでんぷんを酵素処理してできた難消化性デキストリン，グルコースとソルビトール，クエン酸を減圧下で加熱重合させた合成多糖類であるポリデキストロース，海藻の多糖類由来のアルギン酸ナトリウムを低分子化した低分子化アルギン酸ナトリウムなどがある。

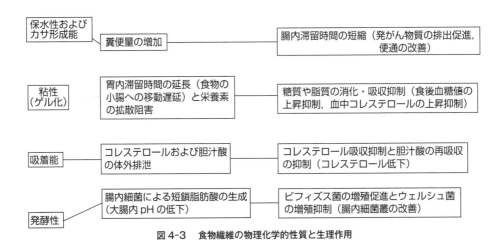

図4-3　食物繊維の物理化学的性質と生理作用

コラム　難消化性食品成分の新しい分類ールミナコイドー

　1971 年に Burkitt が食事中の繊維質量と大腸がんの発生との間の因果関係について発表し，翌 1972 年の Trowell による "dietary fiber" の概念の提唱により食物繊維の健康機能性について注目が集まり研究が進められてきた。近年はレジスタントスターチ（難消化性デンプン）やレジスタントプロテイン（難消化性たんぱく質），難消化性オリゴ糖，糖アルコールなど，様々な難消化性成分に食物繊維と類似した生理作用が見出されている。食物繊維も含めこれらの難消化性成分は，難消化性であることでは一致するものの化学構造が異なることから，食物繊維という分類だけでまとめるには難しくなっている。そこで，日本食物繊維学会はこれらの消化管内で生理作用を有する難消化性食品成分の総称として「ルミナコイド luminacoids」を提唱している。

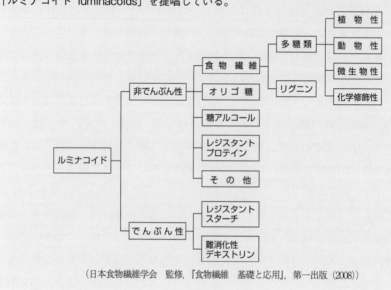

（日本食物繊維学会　監修，『食物繊維　基礎と応用』，第一出版（2008））

(3) 難消化性オリゴ糖

　オリゴ糖は単糖類が 2～10 個程度結合した糖質のことである。その中でも難消化性のオリゴ糖は消化吸収されず大腸に達し，乳酸菌やビフィズス菌を増殖させる働きがある。整腸作用が認められているオリゴ糖としてはフルクトオリゴ糖，乳果オリゴ糖，ラフィノース，キシロオリゴ糖などが知られている。フルクトオリゴ糖はスクロースのフルクトース部分にさらにフルクトースが数個結合したオリゴ糖であり，腸内細菌叢を改善する以外にも，腸管からのカルシウム吸収を促進させる働きもある（図 4-4）。乳果オリゴ糖はガラクトース，グルコース，フルクトースからなる三糖類である（図 4-4）。ラフィノースはだいずやてんさい（ビート）に含まれる三糖類でガラクトース，グルコース，フルクトースからなる。乳果オリゴ糖やラフィノースも腸内細菌叢の改善作用を有している。キシロオリゴ糖は植物の細胞壁を構成するキシラン（ヘミセルロースの１つ）を酵素処理してできるオリゴ糖である。これらの内，フルクトオリゴ糖（フラクトオリゴ糖），乳果オリゴ糖，キシロオリゴ糖は規格基準型特定保健用食品の「おなかの調子を整える食品」の関与

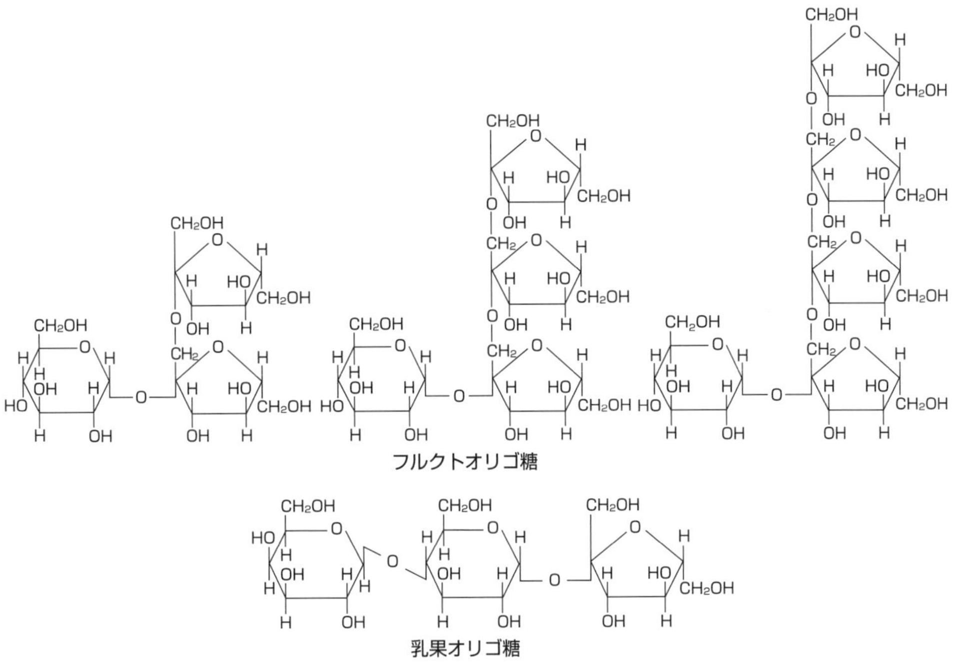

図4-4　フルクトオリゴ糖，乳果オリゴ糖の構造

成分として用いられている。

(4) レジスタントスターチ（難消化性でんぷん）

でんぷんにも食物繊維のようにヒトの消化酵素では消化できないものがある。このようなでんぷんを**レジスタントスターチ** resistant starch（RS）という。レジスタントスターチは4つのタイプに分類される。玄米のように胚乳部が表層部に覆われていることで物理的にアミラーゼが作用し難いでんぷん（RS1），生のじゃがいもでんぷんのようにでんぷん粒自体がアミラーゼで消化され難いでんぷん（RS2），老化したでんぷん（RS3），化学修飾でんぷん（RS4）である。レジスタントスターチは発酵性や糞便量の増大，栄養素の吸収遅延など食物繊維に良く似た生理機能を持っている。したがって，食物繊維のように大腸において良い発酵基質となり，短鎖脂肪酸の産生を増大させる働きがある。

(5) 乳酸菌およびビフィズス菌

乳酸菌は乳酸を多量に産生する細菌類のことである。乳酸菌にはラクトバシラス属など複数の属が含まれる。ビフィズス菌も乳酸を産生するが産生量が少なく，その他に酢酸も産生することから，厳密には乳酸菌とは区別され，現在は乳酸菌の類縁菌として分類されている。乳酸菌やビフィズス菌が産生する有機酸（乳酸など）は腸内を酸性にし，腸管の蠕動運動を亢進させる。また，腸内の酸性化は乳酸菌やビフィズス菌といった有用菌の増殖を促進し，アンモニアやインドールなどの有害物質を産生するウェルシュ菌のような有害菌の増殖を抑制することで腸内環境を改善させる。乳酸菌やビフィズス菌のように生体に良い作用を示す生菌を**プロバイオティクス**といい，食物繊維やオリゴ糖などのようにそれらの細菌の生育を促進させる作用を持つ難消化性成分のことを**プレバイオティクス**とい

う。「おなかの調子を整える食品」にはプロバイオティクスであるラクトバシラス属の乳酸菌やビフィズス菌も含まれる。

4-2-3　コレステロールが高めの方のための食品
(1) コレステロールと胆汁酸の合成メカニズム

コレステロールはアセチル CoA を原料として 3-ヒドロキシ-3-メチルグルタリル CoA（HMG-CoA）やメバロン酸，スクアレンなどを経て（**メバロン酸経路**）合成される。合成経路の中で HMG-CoA からメバロン酸を作る反応はコレステロール合成の律速段階となり，合成速度を調節している。この反応を触媒する律速酵素は **HMG-CoA 還元酵素** HMG-CoA reductase といい，コレステロールによって活性を阻害される。したがって，食事などにより体内のコレステロール量が増加するとコレステロール合成は抑制される。このようにある代謝系の最終生成物が一連の反応系の上流の反応を抑制することをフィードバック阻害という（図 4-5）。

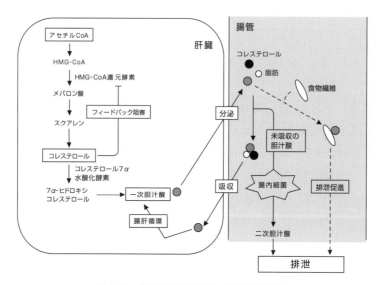

図 4-5　胆汁酸の腸肝循環と食物繊維の作用

食物繊維は胆汁酸を吸着・排泄し，胆汁酸の腸肝循環を阻害する。
胆汁酸の減少はコレステロールからの胆汁酸合成を増大させる。

胆汁酸はコレステロールを原料として合成されるのでコレステロールの分解経路ともいえる。胆汁酸の合成は肝臓でのみ行われ，**一次胆汁酸**であるコール酸とケノデオキシコール酸が合成される。一次胆汁酸はタウリンやグリシンによって抱合化されてから胆汁の構成成分として十二指腸に分泌される。大部分の胆汁酸は回腸で再吸収されて肝臓に戻る（これを**腸肝循環**という。図 4-5）。残りの胆汁酸は腸内細菌によって**二次胆汁酸**であるデオキシコール酸とリトコール酸に代謝されてから排泄される。胆汁酸合成経路の律速酵素はコレステロール 7α-水酸化酵素 cholesterol 7α-hydroxylase である。この酵素はコレステロールから 7α-ヒドロキシコレステロールを作る反応（胆汁酸合成の初発反応）を

触媒する酵素である。

(2) 食物繊維

前述（4-2-2（2））のように，食物繊維の持つ粘性や吸着能は体内のコレステロールを低減させることが知られている。水溶性食物繊維は胃や小腸においてゲル化し，粘性を持つ特徴がある。粘性を持った食物繊維は他の食物の消化管内での移動速度を遅らせ，食物中の栄養素の拡散を阻害することで栄養素の消化吸収を遅らせる。さらに胆汁酸やコレステロールを吸着し体外に排出させる。図4-5のように食物繊維による胆汁酸排泄の増加は腸肝循環を抑制し，コレステロールからの胆汁酸生成を増大させる。結果として体内のコレステロールが消費される。現在，特定保健用食品の「コレステロールが高めの方のための食品」に用いられているのは，**低分子化アルギン酸ナトリウム**の他，**キトサン**や**サイリウム種皮由来の食物繊維**である。

アルギン酸はこんぶなどの褐藻類に存在する多糖類である。カリウム塩やナトリウム塩で水溶性となり，カルシウム塩やマグネシウム塩では不溶性となる。アルギン酸カリウム塩やナトリウム塩の血清コレステロール上昇抑制効果が確認されている。低分子化アルギン酸ナトリウムは，アルギン酸ナトリウムを加水分解することで低分子化したものであり，やはりヒトに対してのコレステロール低下作用が認められている。また，カリウム塩で摂取すると胃内でカリウムが遊離し，排泄時にナトリウム塩となって排泄される。このナトリウム排泄促進による血圧上昇抑制作用は高血圧発症ラットを用いた実験で明らかになっている。

キトサンはキチンのアセチル基を脱アセチル化（アセチル基が外れること）したものある。キチンは N-アセチル-$_D$-グルコサミンによって構成された不溶性の食物繊維であり，えびやかになどの甲殻類の殻やきのこ類の細胞壁などに存在する。

(3) たんぱく質

だいずは豆類の中ではたんぱく質含有量が多い。そのたんぱく質はアミノ酸スコアも高く栄養価が高い。脱脂しただいずから得られたたんぱく質は分離だいずたんぱく質として食品加工用に用いられている。一方で，その機能性も注目されている。だいずたんぱく質などの植物性たんぱく質は，カゼインや全卵たんぱく質のような動物性たんぱく質に比べて血中コレステロール濃度を低下させることが動物実験で報告されている。だいずたんぱく質のコレステロール低下作用のメカニズムについてはそのアミノ酸組成（とくにリシン/アルギニン比）や難消化性のペプチドの生成などが考えられている。

だいずたんぱく質を消化酵素（ペプシン）で処理した際に生じる難消化性の高分子ペプチドが，コレステロール吸収を抑制し，コレステロールを低下させることが確認されている。微生物由来の酵素で処理して得られるペプチドにだいずリン脂質を結合させたものにも同様の効果がある。このペプチドは**リン脂質結合だいずペプチド**といい，特定保健用食品の「コレステロールが高めの方のための食品」に用いられている。

レジスタントプロテイン resistant protein は食品中に含まれる難消化性のたんぱく質

で食物繊維やレジスタントスターチのように消化を受けず大腸に達する。そばたんぱく質やこめたんぱく質（プロラミン），絹たんぱく質（セリシン）などがレジスタントプロテインとして知られている。そばたんぱく質は他の穀類たんぱく質とは異なり必須アミノ酸のリシンやトリプトファンが多く，アミノ酸スコアの高い栄養的に良質なたんぱく質とされている。一方で消化性が低いことも知られている。そばたんぱく質は中性ステロールの糞中排泄を促進させることで血中コレステロールを低下させる作用がある。

こめの主要たんぱく質は易消化性のグルテリンであり，難消化性であるプロラミンの含有量は少ない。現在，プロラミン含有量を増やした低グルテリン米が作出され，たんぱく質制限食への利用が期待されている。

（4）植物ステロール

植物ステロールは，植物に含まれるステロール類でシトステロール sitosterol を主とする（図4-6）。食品中のコレステロールは胆汁酸ミセルに組み込まれることで吸収されるが，**植物ステロール**も同様に胆汁酸ミセルに組み込まれる。したがって胆汁酸とのミセル形成においてコレステロールと競合することでコレステロールの胆汁酸ミセルへの取り込みを抑制する。結果としてコレステロールの吸収を抑制し，排泄量を増加させる。特定保健用食品の「コレステロールが高めの方のための食品」に用いられている。

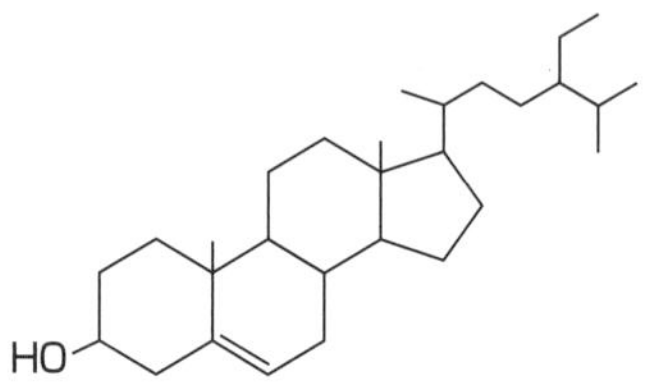

シトステロール

図4-6　植物ステロールの構造

（5）茶カテキン

緑茶に含まれる主要なカテキン類はエピカテキン epicatechin（EC），エピガロカテキン epigallocatechin（EGC），エピカテキンガレート epicatechin gallate（ECG），エピガロカテキンガレート epigallocatechin gallate（EGCG）の4種類である（図4-7）。その中でEGCGの含有量が最も多い。**茶カテキン**はコレステロール吸収を阻害し，糞便中へのコレステロール排泄量を増大させる。*in vitro* の実験において茶カテキンがミセル中のコレステロールを不溶化させることが報告されており，それによってコレステロールの吸収が抑制されているものと考えられる。特定保健用食品の「コレステロールが高めの方のための食品」に用いられている。

（6）タウリン

タウリン taurine は魚介類に多く含まれるアミノ酸で，分子内に硫黄を含んだ含硫アミノ酸である。体内での働きとしてはグリシンとともに胆汁酸の抱合基として利用され

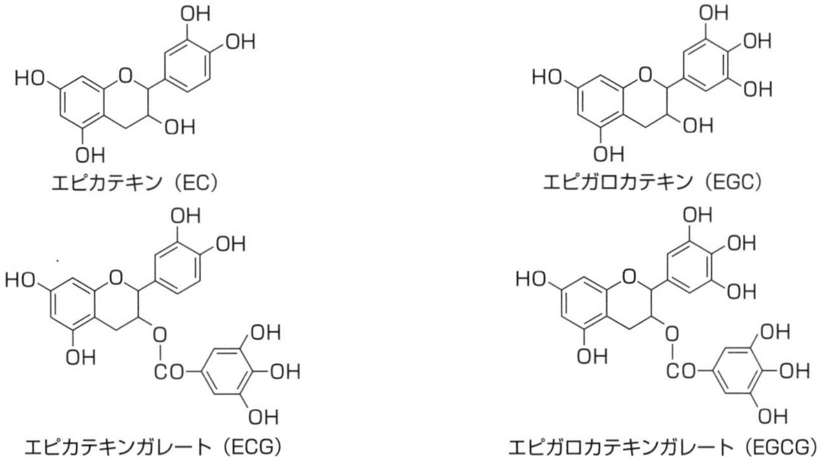

図 4-7　茶カテキンの構造

ている。タウリンの生理作用としてはコレステロール低下作用がある。タウリンは血中の LDL-コレステロール濃度を低下させ，逆に HDL-コレステロール濃度を上昇させることがわかっている。これは動脈硬化の発症リスクを低減させる可能性を示している。タウリンは胆汁酸排泄の促進を介してコレステロール7α-水酸化酵素を活性化し，胆汁酸合成を促進しているものと考えられる。その結果として血中コレステロールの低下が見られる。

4-2-4　カルシウムの吸収を助ける食品

(1) カルシウムの消化・吸収

腸管でのカルシウムの吸収は小腸上皮細胞を通る経路と細胞間の微細な隙間（タイトジャンクション）を通る経路によって行われている。前者の経路は十二指腸など小腸上部で主に行われ，後者の経路は小腸全体で行われている。小腸下部では細胞内を通る経路が少なく，タイトジャンクションを介した経路が主な輸送経路となる。

(2) 難消化性オリゴ糖

4-2-2 (3) で解説した難消化性オリゴ糖には**フルクトオリゴ糖**や**乳果オリゴ糖**などのようにカルシウム吸収を促進させるものがある。これらの難消化性オリゴ糖は大腸内の腸内細菌の発酵基質となり，発酵により短鎖脂肪酸を生成する。その結果，腸内の pH が低下し，カルシウムの溶解性が良くなる。可溶化したカルシウムは吸収性が増すため，カルシウムの吸収促進作用を示す。

同様の効果が報告されているものとして，ジフルクトースアンヒドリドⅢ difructose anhydride Ⅲ （DFA Ⅲ：ツイントース®）がある。DFA Ⅲ はごぼうやきくいも，チコリに含まれる食物繊維であるイヌリンを酵素処理して得られる二糖類の難消化性オリゴ糖である。DFA Ⅲ の作用メカニズムは他の成分とは異なる部分がある。DFA Ⅲ は腸管を構成する細胞と細胞の間のタイトジャンクションを拡張させる効果を持っている。したがって

DFA Ⅲは特にタイトジャンクションを介したカルシウム吸収を促進させるものと考えられている。

フルクトオリゴ糖と乳果オリゴ糖は特定保健用食品の「カルシウムの吸収を助ける食品」に用いられている。また，フルクトオリゴ糖は整腸作用もあるため，「おなかの調子を整える食品」の成分としても用いられている。

(3) カゼインホスホペプチド

牛乳の主要たんぱく質であるカゼインでは，分子内の一部のセリン残基側鎖がリン酸化されてホスホセリンの形になっている。カゼインを酵素処理すると，このホスホセリンを多く含んだペプチドが得られる。これが**カゼインホスホペプチド** casein phosphopeptide（CPP）である。CPP はホスホセリンを多く含有することで，カルシウムの可溶化状態を維持する働きがあるため，カルシウム吸収を促進する。特定保健用食品の「カルシウムの吸収を助ける食品」に用いられている。

4-2-5　血糖値または血中中性脂肪が気になる方のための食品

(1) 糖質と脂肪の消化・吸収

食品に含まれる糖質や脂肪（主にトリアシルグリセロール）は小腸で消化・吸収される（図 4-8）。食品に含まれるでんぷんは，まずでんぷん消化酵素である α-アミラーゼの作用によりマルトースやイソマルトースまで分解される。その後，スクロースやラクトースなどの他の二糖類とともに小腸上皮細胞の膜上に存在する二糖類分解酵素（マルターゼ，イソマルターゼ，スクラーゼ，ラクターゼなど）によって単糖類に分解・吸収される。

小腸においてトリアシルグリセロールは胆汁に含まれる胆汁酸によって乳化され，リパーゼによる分解が受けやすい状態にされる。リパーゼの働きによって1位と3位の脂肪酸がはずれモノアシルグリセロールになる。モノアシルグリセロールと脂肪酸は胆汁酸のミセルに組み込まれ，上皮細胞内に取り込まれる。その後，細胞内でトリアシルグリセロールに再合成される。再合成されたトリアシルグリセロールはコレステロールやリン脂質，アポたんぱく質とともにカイロミクロンを構成し，リンパ管へ運ばれる。炭素数の少ない中鎖脂肪酸は再合成には利用されず，門脈へ運ばれる。

(2) 食 物 繊 維

前述（4-2-2（2）および 4-2-3（2））のように水溶性食物繊維は胃や小腸においてゲル化し粘性を持つようになる。粘性を持った食物繊維は食物の移動遅延や栄養素の拡散阻害作用によって栄養素の消化吸収を遅らせる。グアーガムは，粘性が強いことから食品添加物として利用されている。コンニャクマンナン（グルコマンナン）はこんにゃくの原料となるこんにゃくいもに含まれ，水に溶解した時の粘性が非常に高いという特徴がある。グアーガムやコンニャクマンナンは，その粘性によって血糖値上昇抑制作用やコレステロール，トリアシルグリセロール上昇抑制作用を示すことが動物実験で明らかになっている。

難消化性デキストリンは糖質の吸収速度を遅らせ食後の血糖値上昇を抑制する働きがあ

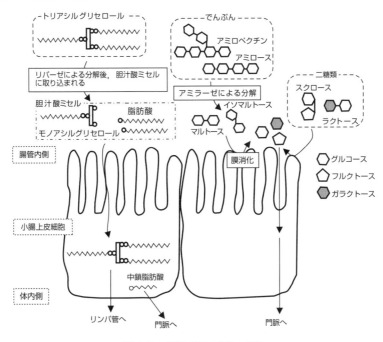

図4-8　糖質と脂肪の消化・吸収

り，特定保健用食品の「血糖値が気になる方のための食品」に用いられている。

(3) レジスタントスターチ

4-2-2（4）で解説したようにレジスタントスターチは食物繊維に似た生理機能を持っている。水溶性食物繊維は粘性により栄養素の吸収遅延作用を示すが，レジスタントスターチ自体には粘性はない。レジスタントスターチは，そのもの自体の消化性の低さや他のでんぷんの消化の抑制によって糖質の吸収を抑えていると考えられている。特にアミロース含量の高いでんぷんにおいてこのような作用が見られる。

(4) L-アラビノース

L-アラビノース L-arabinose は，五炭糖の1つで植物に含まれる多糖類の構成単糖であり，小腸のスクラーゼ活性を阻害することがわかっている。健常者および2型糖尿病患者においてスクロースとともに摂取することで摂取後の血糖値上昇を抑制する効果が確認されている。特定保健用食品の「血糖値が気になる方のための食品」に用いられている。

(5) 小麦アルブミン

小麦アルブミンは，α-アミラーゼを阻害して食後の血糖値上昇を抑制する働きがあり，健常者，境界型糖尿病，糖尿病患者に対して食後血糖値上昇の抑制効果が認められている。また，この時のインスリンの分泌に対しても抑制効果が見られている。特定保健用食品の「血糖値が気になる方のための食品」に用いられている。

(6) ポリフェノール

ポリフェノールはフェノール性水酸基を2個以上持つ物質の総称であり，植物に広く存在する。腸管内での糖質や脂質の消化・吸収を阻害するポリフェノールとしては**グァバ**

葉ポリフェノールやウーロン茶重合ポリフェノール oolong tea polymerized polyphenols（OTPP）がある。グァバ葉ポリフェノールを含むグァバ葉の熱水抽出物はα-アミラーゼやマルターゼ，スクラーゼの活性を阻害することが知られている。その結果，食後の血糖値上昇を抑制する。

　OTPP はウーロン茶に含まれるウーロンホモビスフラバン類のことで，茶葉の発酵時にカテキン類が酸化重合することで生じる。OTPP はリパーゼを阻害することでトリアシルグリセロールの吸収を抑え，食後の血中中性脂肪の上昇抑制作用を示す。グァバ葉ポリフェノールと OTPP はそれぞれ特定保健用食品の「血糖値が気になる方のための食品」と「血中中性脂肪が気になる方のための食品」とに用いられている。

4-2-6　その他の機能を持つ食品成分

　ラクトフェリン lactoferrin は牛乳や母乳などの乳類に含まれるたんぱく質で鉄結合能を持つ。ラクトフェリンは１分子につき鉄２分子をキレートすることができるため，細菌の生育に必要となる鉄を奪い，細菌の増殖を抑制する抗菌作用を示す。また，細菌の細胞膜に直接作用して細胞膜を破壊する作用もある。それ以外には抗炎症作用や鉄欠乏性貧血の改善作用，抗酸化性などの機能性を有しているとされる。

4-3　消化管吸収後の標的組織での生理機能調節

4-3-1　血圧が高めの方に適する食品

（1）血圧の調節

　血圧の調節メカニズムの１つとして**レニン-アンギオテンシン系**がある（図 4-9）。肝臓から分泌されるペプチドであるアンギオテンシノーゲンに対して，腎臓から分泌される分解酵素レニンが作用し，アンギオテンシン I が生成される。アンギオテンシン I は**アンギオテンシン変換酵素** angiotensin converting enzyme（**ACE**）によって部分的に分解され，アンギオテンシン II になる。アンギオテンシン II は末梢血管を収縮させる作用があるため，血圧が上昇する。

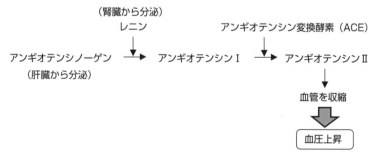

図 4-9　レニン-アンギオテンシン系による血圧調節機構

(2) ペプチド

食品中に含まれるたんぱく質の分解産物であるペプチドには血圧上昇を抑制する効果を持ったものが複数見つかっている。血圧降下作用を有するペプチドは多くの場合においてACE 活性を阻害することで血圧を低下させる。

ラクトトリペプチドは，乳酸菌（*Lactobacillus helveticus*）と酵母（*Saccharomyces cerevisiae*）をスターターとして発酵させた発酵乳から単離され，2 種類のトリペプチド（Val-Pro-Pro，Ile-Pro-Pro）からなる。このペプチドは ACE 阻害活性を持ち，ラクトトリペプチドを含む発酵乳を自然発症型高血圧ラット（SHR ラット）に摂取させたところ，血圧上昇の抑制が確認された。

他の血圧降下作用のあるペプチドとしては**かつお節オリゴペプチド**や**ゴマペプチド**，**サーデンペプチド**などがある。これらのペプチドも ACE 阻害活性を持ち，血圧上昇を抑制する。かつお節オリゴペプチドはかつお節の酵素分解物として得られ，ゴマペプチドはゴマたんぱく質の分解物として得られるペプチドである。サーデンペプチドはいわしの筋肉から得られるたんぱく質分解産物でバリルチロシン（Val-Tyr）が主成分となる。

これらのペプチドは特定保健用食品の「血圧が高めの方に適する食品」に用いられている。

(3) γ-アミノ酪酸

γ-アミノ酪酸 γ-aminobutylic acid（GABA）はグルタミン酸から生成されるアミノ酸誘導体で，抑制性の神経伝達物質である。GABA を産生する乳酸菌を用いた発酵乳が血圧の高めのヒトに対して血圧降下作用を示すことが報告されている。GABA は，交換神経に作用してノルアドレナリンの分泌を抑え血管を拡張させる働きがあると考えられている。また，腎臓でのレニン分泌も抑制している。特定保健用食品の「血圧が高めの方に適する食品」に用いられている。

(4) 杜仲葉配糖体（ゲニポシド酸）

杜仲（*Eucommia ulmoides*）は中国原産の落葉高木で樹皮が漢方生薬として用いられている。杜仲の葉も健康食品として用いられており，葉に含まれる配糖体に血圧降下作用があることが報告されている。杜仲葉には様々な配糖体が存在し，その中で**ゲニポシド酸**が血圧降下作用の主成分である（図 4-10）。ゲニポシド酸は副交感神経を介して血管の平滑筋を弛緩させ血圧を低下させる働きがある。特定保健用食品の「血圧が高めの方に適する食品」に用いられている。

4-3-2　骨の健康が気になる方のための食品

(1) 骨　代　謝

骨はカルシウムとリン酸からなるヒドロキシアパタイトを主成分としてコラーゲンやオステオカルシンなどのたんぱく質によって構成されている。骨は常に骨形成（骨の形成）と骨吸収（骨の分解）を繰り返している。骨形成には骨芽細胞という細胞が関わっており，骨吸収には破骨細胞という細胞が関わっている。骨量を維持して骨を健康に保つため

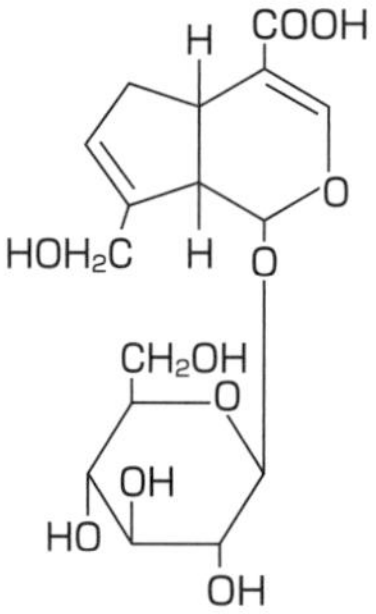

図4-10 ゲニポシド酸の構造

には骨形成と骨吸収のバランスが重要である。カルシウム/リン比が低くなると骨吸収が高まるため，カルシウムの吸収の促進も大切である。したがって，「カルシウムの吸収を助ける食品」は骨の健康にも重要である。

(2) 乳塩基性たんぱく質

乳塩基性たんぱく質 milk basic protein（MBP）は乳清たんぱく質中に含まれる塩基性たんぱく質のことである。破骨細胞による骨吸収を抑制する働きがある。特定保健用食品の「骨の健康が気になる方のための食品」に用いられている。

(3) だいずイソフラボン

だいずイソフラボンは，フラボノイドの1つであるイソフラボン類に分類される。フラボノイドの分類や構造については4-3-4（2）で詳しく解説するが，だいずイソフラボンにはアグリコンであるダイゼイン daidzein とゲニステイン genistein，それらの配糖体であるダイジン daidzin とゲニスチン genistin がある（図4-11）。

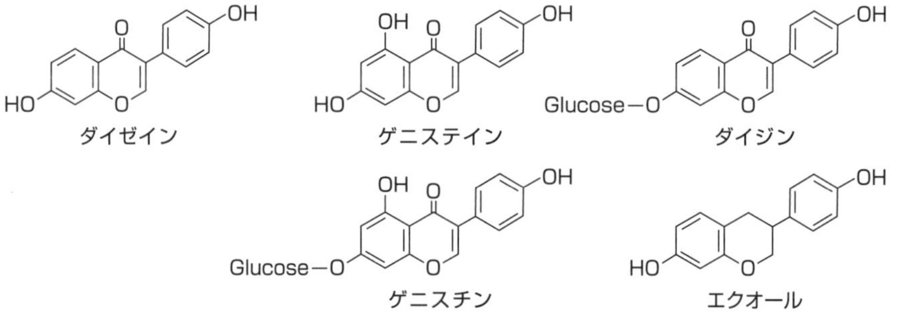

図4-11 だいずイソフラボンとエクオールの構造

だいずイソフラボンは抗酸化活性や弱いエストロゲン（女性ホルモン）活性を持ち，破骨細胞による骨吸収を抑制する働きがある。近年，ある種の腸内細菌の働きによってダイゼインから代謝されてできるエクオール equol もエストロゲン活性を有していることがわかっている（図4-11）。しかもエクオールの持つエストロゲン活性はダイゼインよりも強い。ヒトは加齢に伴うホルモンバランスの変化や運動不足などの生活習慣によって骨量が減少し骨がもろくなってしまう。骨量の低下により骨折しやすい状態になることが骨粗鬆症である。特に閉経後の女性は女性ホルモンであるエストロゲンの分泌低下が原因と

なって骨粗鬆症になる場合がある。このような閉経後の女性に対してだいずイソフラボンの摂取が骨量の減少を改善する効果が報告されており，骨粗鬆症の予防に期待されている。だいずイソフラボンは特定保健用食品の「骨の健康が気になる方のための食品」に用いられている。

(4) ビタミンK

ビタミンKには植物由来のビタミンK_1（フィロキノン）と微生物由来のビタミンK_2（メナキノン）がある。ビタミンKはビタミンK依存性カルボキシラーゼの補酵素として働いている。この酵素は，たんぱく質に含まれるグルタミン酸残基のγ-カルボキシ化（グラ化 γ-carboxylation）を触媒する。骨たんぱく質であるオステオカルシンもグラ化されるたんぱく質であり，カルボキシ化された側鎖がカルシウムと結合し，骨形成を促進する。

4-3-3 血中中性脂肪や体脂肪が気になる方のための食品

(1) 体内での熱産生

体内の脂肪組織には，白色脂肪組織と褐色脂肪組織の2種類がある。白色脂肪組織は主に中性脂肪を蓄え，必要に応じて脂肪酸を他の組織へ供給する体内のエネルギー貯蔵庫として働いている。一方で，褐色脂肪組織は脂肪酸を使って熱を産生する役割を担っている。褐色脂肪組織を構成する褐色脂肪細胞での熱産生にはミトコンドリアに存在する**脱共役たんぱく質** uncoupling protein（UCP）が関わっている。脂肪酸などにより生じたエネルギーはミトコンドリアでH^+の濃度勾配を生成する。その勾配を利用してATP合成が行われる。UCPはH^+濃度勾配を解消する働きがあるため，生じたエネルギーがATPではなく熱として放出され体温の調節に使われることになる。

人は食事を摂取すると熱を発生する。これは**食事誘発性熱産生** diet induced thermogenesis（DIT）といい，食物を摂取することによる消化管の活動の亢進や吸収後の栄養素の代謝亢進が原因となって生じる。

(2) 多価不飽和脂肪酸（IPA，DHA）

n-3系不飽和脂肪酸であるイコサペンタエン酸 icosapentaenoic acid（IPA）やドコサヘキサエン酸 docosahexaenoic acid（DHA）は魚油に多く含まれているのが特徴である。体内では必須脂肪酸であるα-リノレン酸から合成される。IPAおよびDHAを含む魚油の摂取は血中トリアシルグリセロールやコレステロールの低下とHDL-コレステロールの増加を示す。疫学調査においても魚介類の摂取の多い地域で同様の結果が得られている。現在，特定保健用食品の「血中中性脂肪が気になる方のための食品」に用いられている。

(3) 中鎖脂肪酸

炭素数6〜10個の脂肪酸を中鎖脂肪酸という。中鎖脂肪酸であるオクタン酸（カプリル酸）やデカン酸（カプリン酸）で構成されたトリアシルグリセロール（中鎖脂肪）はリパーゼによる消化・吸収が速い。さらに中鎖脂肪酸はトリアシルグリセロールの再合成に利用されず，そのまま門脈を介して速やかに肝臓に移動する。肝臓において長鎖脂肪酸と

同様にミトコンドリアに移行してβ酸化を受けエネルギーを作るが，中鎖脂肪酸のほうが速やかに代謝される。ヒトを対象とした試験において，中鎖脂肪酸を含有する油脂の摂取による体脂肪の低減や食事誘発性熱産生の増加が確認されている。特定保健用食品の「体脂肪が気になる方のための食品」に用いられている。

(4) 共役リノール酸

共役リノール酸 conjugated linoleic acid（CLA）はリノール酸と同様に炭素数18，二重結合数2の構造を持つ不飽和脂肪酸である（図4-12）。リノール酸と異なるのは二重結合の位置が炭素を挟まずに隣り合って存在する**共役二重結合**となっていることである。反芻動物の第一胃に存在する微生物によって生成されるので，食品としては反芻動物由来の食品に多く含有されている。具体的には牛や羊の肉および乳・乳製品である。CLA は二重結合の位置の違いと幾何異性によって多数の異性体が存在する。食品に含まれる主なCLA は 9 *cis*, 11 *trans* 型であり，一方でサプリメントのような工業的に合成されたものでは 9 *cis*, 11 *trans* 型と 10 *trans*, 12 *cis* 型の2種類の異性体が同程度含まれている。

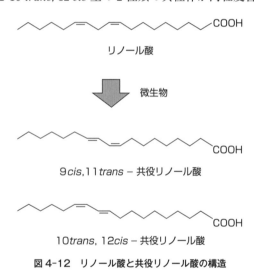

リノール酸

微生物

9*cis*,11*trans* − 共役リノール酸

10*trans*, 12*cis* − 共役リノール酸

図4-12　リノール酸と共役リノール酸の構造

過体重もしくは肥満者，健常者に CLA を長期間摂取させた試験では，体脂肪の低下が確認されている。その作用メカニズムについては脂肪酸のβ酸化促進によるエネルギー消費の増加が考えられる。CLA の生理作用については体脂肪低減作用の他に抗がん作用や血圧上昇抑制作用なども報告されているが動物実験での知見が多く，今後ヒトを対象とした臨床試験の結果が待たれる。

(5) 茶カテキン

4-2-3（5）で茶カテキンにはコレステロールの吸収抑制作用があることを述べた。この他に茶カテキンには体脂肪の低減作用も認められている。人の摂取試験において内臓および皮下脂肪面積の減少が認められている。動物実験において肝臓でのβ酸化の亢進が認められていることから脂肪からのエネルギー産生が促進されていると考えられる。また，食事誘発性熱産生を増加させることも認められている。したがって，茶カテキンの摂取は体

内での脂肪燃焼作用の亢進や食事誘発性熱産生の増加を介して体脂肪量を低下させると考えられる。特定保健用食品の「体脂肪が気になる方のための食品」に用いられている。

(6) カプサイシン

カプサイシン capsaicin はとうがらしに含まれる辛味成分で，バニリルアミンと脂肪酸が結合したアミドである（図4-13）。とうがらしは昔から香辛料として利用されているが，それ以外にも抗菌作用を利用して食品の保存などに使われてきた。とうがらしの生体への機能としては熱産生機能が良く知られている。ラットやマウスにおいてカプサイシンの摂取が体脂肪の蓄積を抑制することがわかっている。動物実験では交換神経を介したアドレナリンの分泌促進や，褐色脂肪組織における熱産生の促進が認められている。この時カプサイシンは，UCP量を増加させることで熱産生を促進しているものと考えられる。ヒトにおいてもアドレナリンの分泌促進が見られるとともに，食事誘発性熱産生の増大が認められた。これらの作用により体脂肪の蓄積が抑制されると考えられる。

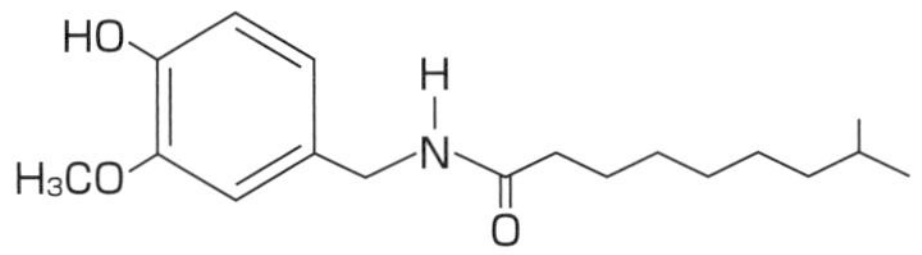

図4-13　カプサイシンの構造

(7) フコキサンチン

フコキサンチン fucoxanthin はわかめなどの藻類に含まれるカロテノイドである。カロテノイドについては次項4-3-4（3）で詳しく解説するが，フコキサンチンには体脂肪の蓄積抑制作用があることが報告されている。遺伝的に肥満になるマウスに対してフコキサンチンを摂取させたところ，脂肪組織の増加抑制が確認されている。フコキサンチンは脂肪細胞におけるUCP量を増加させることで体脂肪の蓄積抑制を行っていると考えられる。また，ヒトにおいてもフコキサンチンもしくはフコキサンチン含有物の摂取によるエネルギー消費量の増大が確認されているとの報告もある。

4-3-4　抗酸化作用を持つ食品成分

(1) 活性酸素と抗酸化物質

ヒトは生きていく上で呼吸をして酸素を体内に取り込む必要がある。体内では酸素を利用して炭水化物や脂肪などからエネルギー産生を行う。その過程で数％の割合で**活性酸素** reactive oxygen species（ROS，活性酸素分子種ともいう）が発生する。活性酸素は体内に侵入した細菌に対する生体内防御の武器としても用いられるが，一方で生体の他の物質と容易に反応し，それを酸化してしまう。活性酸素は生体内の脂質，特に細胞膜のリン脂質を酸化したり，たんぱく質やDNAの酸化障害を引き起こし，老化やがん化を促進すると考えられている。

活性酸素とは，安定な基底状態の酸素分子（O_2，三重項酸素といい，$^3O_2$とも書く）よ

りも活性化された状態の酸素分子（一重項酸素といい，$^1O_2$ と書く）とその関連分子を指す。広義の活性酸素分子種には，不対電子を1つ，またはそれ以上持つ①フリーラジカル種と，不対電子を持たない②非ラジカル種がある。

①フリーラジカル種：スーパーオキシド superoxide anion radical（$\cdot O_2^-$），ヒドロキシルラジカル（HO·），アルコキシラジカル（LO·），ペルオキシラジカル（LOO·），ヒドロペルオキシラジカル（HOO·），一酸化窒素（NO·），二酸化窒素（NO·$_2$）

②非フリーラジカル種：一重項酸素（$^1O_2$），オゾン（O_3），過酸化水素（H_2O_2），脂質ヒドロペルオキシド（LOOH），ペルオキシナイトライト（$ONOO^-$），次亜塩素酸（HOCl）

狭義の活性酸素は**スーパーオキシド**（$\cdot O_2^-$），**ヒドロキシルラジカル**（HO·），**過酸化水素**（H_2O_2），および**一重項酸素**（$^1O_2$）の4種類であり，そのうちフリーラジカルは $\cdot O_2^-$ と HO· のみである。

生命の維持には酸素が必要であるので，ヒトは活性酸素にさらされながら生きていかなければならない。そのような状況の中でヒトは活性酸素を除去するためのさまざまな方法を獲得してきた。体内に備わっている抗酸化物質としては，**スーパーオキシドジスムターゼ** superoxide dismutase（**SOD**）や**カタラーゼ** catalase，**グルタチオンペルオキシダーゼ** glutathione peroxidase などの酵素がある。SOD はスーパーオキシド（$\cdot O_2^-$）を除去する唯一の酵素であり，その作用によって $\cdot O_2^-$ を過酸化水素（H_2O_2）に変換する。この反応で生じた H_2O_2 はカタラーゼによって H_2O に変換・除去される。食品中の抗酸化物質としてはビタミンCやビタミンEをはじめ，カロテノイドやフラボノイドなどのポリフェノール類が考えられている。

(2) フラボノイド

ケルセチンは，たまねぎなどに含まれるフラボノール類である。このケルセチンにルチノースが結合した配糖体が**ルチン**である（図4-14）。ルチンはそばやアスパラガスに含まれ，抗酸化活性や血管強化作用（ビタミンP作用）がある。

アントシアニンは，アントシアニジン類の配糖体の総称である。アグリコンであるアントシアニジン類にはシアニジン cyanidin，ペラルゴニジン pelargonidin，デルフィニジン delphinidin，マルビジン malvidin などがある。アントシアニン類が試験管内で抗酸化活性を持つことは有名である。アントシアニンを含有する食品としてはぶどうやなす，

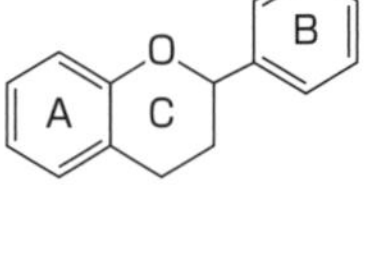

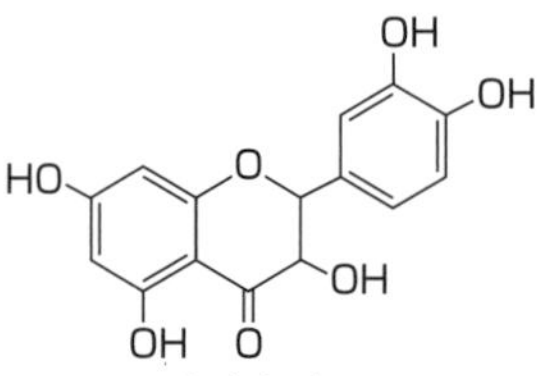

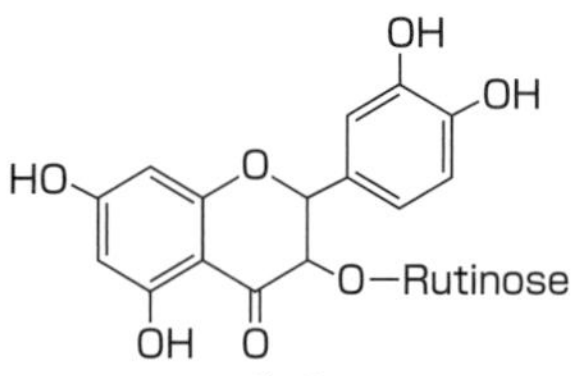

図4-14　フラボノイドの構造

Rutinose：ルチノース。ラムノースとグルコースからなる二糖類。

いちごなどがある。なすに含まれるアントシアニンにはナスニンがある。また，赤ワインは醸造時にぶどうの皮を一緒に使用しているためアントシアニンを多く含有する。茶カテキン類についても，抗酸化活性が認められている。

(3) カロテノイド

カロテノイドは動植物に広く存在する色素である（図4-15）。

α-，β-，γ-カロテンとβ-クリプトキサンチンは体内でビタミンAに変換され働くことからプロビタミンAと呼ばれる。ビタミンAとしての効力は**β-カロテン**が一番強い。さらにβ-カロテンは抗酸化活性を持っている。**リコピン**はトマトなどに含まれるカロテノイドであり抗酸化活性を持っているが，プロビタミンAとしての効力はない。

アスタキサンチンは，カロテノイドの一種で赤橙色の色素である。強力な抗酸化活性を持っており，一重項酸素を消去することで脂質過酸化を抑制する。これらの抗酸化活性によって，紫外線による皮膚障害やメタボリックシンドロームの予防効果を示す。

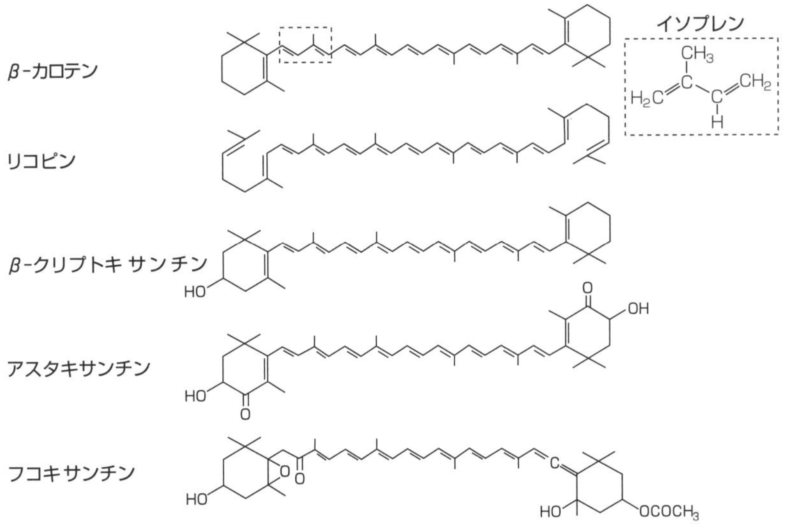

図4-15　カロテノイドの構造

コラム　アスタキサンチンの生理作用

　肥満による内臓脂肪の蓄積はインスリン抵抗性を引き起こす。インスリン抵抗性とはインスリンの作用が出にくくなる症状であり，これによって高血糖や高血圧，脂質代謝異常が生じる。これらの症状のいくつかが合併して現れるのがメタボリックシンドロームである。肥満により脂肪細胞の肥大化が起こると脂肪細胞から分泌されるホルモン類（アディポサイトカイン）のバランスが崩れる。その結果，インスリン抵抗性になり高血糖や脂質代謝異常，高血圧を引き起こす。このアディポサイトカインのバランスの崩壊やインスリン抵抗性には酸化ストレスが関与していると考えられている。ヒトを対象にした臨床試験ではアスタキサンチンの摂取によりインスリン抵抗性を低減するアディポサイトカインであるアディポネクチンの血中濃度が上昇し，逆にインスリン抵抗性を悪化させるアディポサイトカインであるTNF-α（tumor necrosis factor-α）の血中濃度の減少が報告されている。

（4）その他のポリフェノール

　植物に含まれるポリフェノールには試験管内で抗酸化活性を示すものが多くある。フェルラ酸 ferulic acid やカフェ酸 caffeic acid，クロロゲン酸 chlorogenic acid，クルクミン curcumin などに抗酸化活性があることが知られている。フェルラ酸やカフェ酸はフェノールカルボン酸類に分類され，ベンゼン環にカルボキシ基（-COOH）を含む側鎖が結合した構造を持つポリフェノールである。フェルラ酸は植物の葉や根などに広く存在する。とくに玄米の糠層，いわゆる米糠に含まれることが知られており，多くはトリテルペンアルコールや植物ステロールとエステル結合した形で存在する。こめに含まれるフェルラ酸エステルは**γ-オリザノール** γ-oryzanol と総称される。γ-オリザノールは分子内にあるフェルラ酸によって抗酸化活性を示す。また最近では，フェルラ酸に抗認知症効果が期待できるとの報告もあり，新たな機能性が期待されている。クロロゲン酸はカフェ酸とキナ酸 quinic acid がエステル結合した化合物でありコーヒー豆などに含まれる。

　クルクミンは，香辛料としてカレー粉などに使われるウコン turmeric（*Curcuma longa* L.）に含まれている色素ポリフェノールである。ウコンにはクルクミンをはじめとしてクルクミノイドと呼ばれる成分が含まれている。クルクミンは強い抗酸化作用を持ち，肝機能の改善作用などの働きがあることが知られている。

コラム　レスベラトロールと Sir2

　レスベラトロール resveratrol はぶどうの皮に含まれるポリフェノールの1種である。フラボノイドに類似した C6-C2-C6 構造を持ち，強い抗酸化活性を示す。赤ワインにはレスベラトロールやアントシアニンといった抗酸化性物質が多く含まれており，これらの働きが「フレンチパラドックス」（動物性脂肪を多く摂取するフランス人に冠動脈疾患が少ないという一見すると矛盾していると思われる現象）の要因であると考えられている。また，レスベラトロールは酵母を用いた実験では Sir2 というたんぱく質（哺乳類では SIRT1）を活性化することが報告されている。Sir2 の活性化は酵母やショウジョウバエにおいて寿命を延長するとされている。Sir2 はカロリー制限を行った場合でも活性化され，カロリー制限もまた寿命を延長するということが動物実験の結果として得られている。しかし，カロリー制限や Sir2 と寿命との関係についてはまだ慎重な検討が必要であり，安易に結びつけることは危険である。実際，カロリー制限と寿命の関係については否定的な報告も出ている。したがって，レスベラトロールによる Sir2（SIRT1）の活性化と寿命延長との関係についてもよく検討する必要があると考えられる。ただし，レスベラトロールは強い抗酸化性を有しており，血管保護作用など老化に関わる疾患の予防に効果があるとされている。老化の予防という観点からは有効な成分とも考えられる。今後，さらなる研究が期待される食品成分の1つである。

4-3-5　発がん抑制に関わる食品成分

（1）発がん物質の解毒・排泄メカニズム

　発がん物質などヒトにとって有害な物質は肝臓において代謝されて体外に排出される。これは有害物質だけではなく医薬品などもそうである。この解毒・排泄メカニズムは**第1相反応**と**第2相反応**からなる。第1相反応ではシトクローム P-450 による酸化反応が起こる。その後，第2相反応においてグルクロン酸やグルタチオンによる抱合化が起こり，排出される。第2相反応ではグルタチオン S-トランスフェラーゼやキノンオキシドレダクターゼといった酵素が働いている。

（2）発　が　ん

　細胞が紫外線や発がん物質にさらされると遺伝子が損傷を受け，がん細胞に変化する。がん細胞の増殖は通常生体内の免疫機能によって制御されているが，その制御が上手く働かなくなるとがん細胞が増殖し，組織の働きを阻害する。

　発がん物質が正常な細胞の遺伝子を酸化損傷させ変異を誘発する過程が開始段階 initiation である。このような遺伝子の変異が複数箇所で起こり，がん細胞へと変化していく。この過程を促進段階 promotion という。その後，がん細胞は異常増殖し血管新生などを行い組織に広がっていき，転移も始まる。この過程を発展段階 progression という。

（3）デザイナーフーズプロジェクト

　デザイナーフーズプロジェクトは1990年にアメリカの国立がん研究所で発足したプロジェクトである。膨大な量の疫学調査のデータを収集する計画で，がんの予防効果の高い植物性食品約40品目を取り上げ，効果の高い順にピラミッドの形で表わしたものが知られている（図4-16）。ピラミッドの上部にある食品は予防効果が高いとされるが，研究は中断され最終的な結論は得られていない。

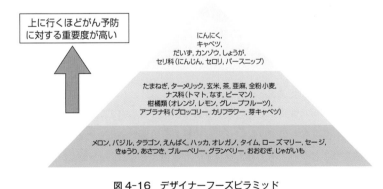

図4-16　デザイナーフーズピラミッド

（4）スルフォラファン

　だいこんやわさびなどに含まれる**イソチオシアネート類**は辛味成分として知られている。近年，ブロッコリーに含まれるイソチオシアネート類である**スルフォラファン**

sulforaphane に第2相解毒酵素のグルタチオン *S*-トランスフェラーゼやキノンオキシド
レダクターゼを誘導する働きがあることがわかった（図4-17）。これらの酵素は（1）で
解説したように発がん物質を解毒・排泄する働きを持つ。スルフォラファンは特にブロッ
コリーの新芽（ブロッコリースプラウト）に多く含まれている。

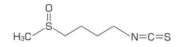

図 4-17　スルフォラファンの構造

（5）レジスタントプロテイン

レジスタントプロテインの内，そばたんぱく質やかいこのまゆのセリシンには大腸がん
を抑制する作用があることが報告されている。そばたんぱく質はラットの大腸がんの発症
を抑制させる作用がある。また，4-2-3（3）で解説したように血中コレステロールを低下
させる作用もある。セリシンは抗酸化活性を持つ。セリシンも薬剤で誘導したラットの大
腸がん病変を減少させることが報告されており，発がん抑制作用が期待されている。

（6）β-グルカン

β-グルカンは植物やきのこ類などに含まれる多糖類である。ある種のきのこ類に含ま
れる β-グルカンに抗腫瘍作用があることが知られている。β-グルカンはグルコースが
β-グリコシド結合した構造をとり，特に β1→3結合の主鎖に対して β1→6結合によ
る枝分かれが生じた構造の β-グルカンに生理活性があることが報告されている。シイ
タケに含まれる β-グルカンをレンチナン lentinan といい，免疫力を高めることで抗腫瘍
作用を示すとされている。しかし，その作用メカニズムについては不明であり，今後さら
なる科学的検証が必要と考えられる。

（7）茶カテキン

すでに 4-2-3（5），4-3-3（5），4-3-4（2）で解説したように茶に含まれるカテキン類
にはコレステロール低下作用や体脂肪低減作用，抗酸化作用など多様な生理機能がある。
それ以外にも茶カテキン類は発がん抑制作用も持っている。

コラム　ファイトケミカル

野菜や果実などの植物性食品は，健康や長寿に良いと言われているが，五大栄養素のよう
に生命に必ずしも必要なものではないが，非栄養成分の食物繊維とととともに，いろいろな疾
病の予防に役立つことがわかってきたファイトケミカル phytochemicals が注目されている。
Phyto は，ギリシャ語で植物を意味することから，機能性をもった植物性低分子化合物を指
している。

このファイトケミカルは，その化学構造と生物活性にもとづいて，次の4つに分類される。
1）テルペノイド類（カロテノイド，リモノイド，サポニンなど），2）フェノール類（モノ・

ポリフェノール, フラボノイド, イソフラボノイドなど), 3) 含硫化合物 (イソチオシアネートなど), 4) 有機酸, エステル, ラクトン類 (酒石酸, 桂皮酸など)。

　一方, ファイトケミカルに対して, 機能性をもった動物性成分は, ズーケミカル zoochemicals と呼ばれており, IPA, DHA, 共役リノール酸, カロテノイドなどを指している。しかし, 乳や鶏卵など動物食品に含まれるカロテノイドは, 牛や鶏が摂取した牧草や穀類中のカロテノイドが体内に移行したものである。このようにズーケミカルは, 動物が摂取した植物中のファイトケミカルから由来するものが多い。

章末問題

問 1 保健機能食品に関する記述である。正しいのはどれか。2つ選べ。

(1) 特定保健用食品では，疾病の治療や予防に関する表示が認められている。

(2) 特定保健用食品（規格基準型）では，個別審査を行わず規格基準に適合しているかどうかを審査する。

(3) 葉酸摂取による骨粗鬆症リスクの低減作用は，疾病リスク低減表示として認められている。

(4) 特定保健用食品（規格基準型）では，必ずしも根拠が確立されていない旨を表示する必要がある。

(5) 機能性表示食品では，消費者庁長官に届出をすることで食品に機能性を表示できる。

問 2 食品成分の口腔・消化管内での生理機能に関する記述である。正しいのはどれか。1つ選べ。

(1) 低う蝕性の糖質は，ミュータンス連鎖球菌の基質になりやすい。

(2) 乳酸菌やビフィズス菌は，乳酸を産生することで腸内の有害菌の増殖を促進する。

(3) 難消化性デキストリンは，食後の血糖値を上昇させる。

(4) 低分子化アルギン酸ナトリウムは，体内のコレステロールを低下させる。

(5) フルクトオリゴ糖には，カルシウムの吸収を抑制する作用がある。

問 3 食品成分の吸収後の生理機能に関する記述である。誤っているのはどれか。1つ選べ。

(1) ゲニポシド酸は，副交感神経に作用して血圧を低下させる。

(2) 大豆イソフラボンには，骨量の減少を抑制する働きがある。

(3) 中鎖脂肪酸は，吸収時のトリアシルグリセロール再合成に利用される。

(4) カプサイシンは，アドレナリン分泌を促進する。

(5) スルフォラファンは，解毒酵素であるグルタチオン S-トランスフェラーゼを活性化する。

解説

(1) 特定保健用食品では，疾病の治療や予防に関する表示は認められていない。

(3) 骨粗鬆症リスクの低減作用についての疾病リスク低減表示が認められているのはカルシウムである。

(4) 条件付き特定保健用食品には，必ずしも根拠が確立されていない旨を表示する必要がある。

解説

(1) 低う蝕性の糖質はミュータンス連鎖球菌の基質になりにくいため，う蝕を発生しにくくさせる。

(2) 乳酸菌やビフィズス菌は，乳酸を産生することで腸内を酸性にし，有害菌の増殖を抑制する。

(3) 難消化性デキストリンは糖質の吸収を遅らせることで食後の血糖値上昇を抑制する。

(5) フルクトオリゴ糖は腸内細菌の発酵基質となり，短鎖脂肪酸を生成し，腸内を酸性化することでカルシウム吸収を促進させる。

解説

(3) 中鎖脂肪酸はトリアシルグリセロールの再合成に利用されない。

解 答

問 1　(2)(5)　問 2　(4)

問 3　(3)

推せん図書

1章

立屋敷哲，『ゼロからはじめる化学』，丸善（2011）.

立屋敷哲，『有機化学　基礎の基礎』，丸善（2012）.

2章

文部科学省科学技術学術審議会資源調査会報告，『日本食品標準成分表2015年版（七訂）』.

厚生労働省，『日本人の食事摂取基準」策定検討会　日本人の食事摂取基準（2015年度版）』，第一出版（2014）.

板倉弘重編，『脂質の科学』，朝倉書店（1999）.

青柳康夫編，『改訂食品機能学第2版』，建帛社（2011）.

津志田藤二郎編，『食品と劣化』，光林（2003）.

3章

知地英征編，『食べ物と健康 I （第3版）』，三共出版（2011）.

日本ビタミン学会 編，『ビタミン総合事典』，朝倉書店（2010）.

木村修一・小林修平 翻訳監修，『最新栄養学（第9版）』，建帛社（2007）.

石倉俊治，『食品のおいしさの科学』，南山堂（1992）.

中濱信子，大越ひろ，森髙初惠，『改訂新版　おいしさのレオロジー』，アイ・ケイコーポレーション（2011）.

4章

（独）国立健康・栄養研究所監修，『特定保健用食品データブック』，南山堂（2008）.

青柳康夫編著，『Nブックス　改訂食品機能学 第3版』，建帛社（2016）.

寺尾純二ほか，『四訂　食品機能学』，光生館（2020）.

吉田勉監修，『わかりやすい食品機能栄養学』，三共出版（2010）.

その他

五十嵐修編，『丸善食品総合辞典』，丸善（1998）.

荒井綜一，倉田忠男，田島眞編，『新・櫻井総合食品事典』，同文書院（2012）.

福岡伸一，『動的平衡』，木楽舎（2009）.

索　引

あ 行

亜 鉛　82
アグリコン　46
アクロレイン　69
アセサルフェーム K　102
アスコルビン酸　77
アスタキサンチン　92,153
アスタシン　92
L-アスパラギン　22
L-アスパラギン酸　22
アスパルテーム　102
アデニル酸キナーゼ　36
アデニル酸デアミナーゼ　36
アノマー　42
アノマー炭素　42
α-アノマー　42
β-アノマー　42
アマドリ転位反応　118
アミド　25
アミノカルボニル反応　116,117
アミノ酸　20
α-アミノ酸　20
L-α-アミノ酸　24
アミノ酸スコア　24
アミノ酸評点パターン　25
アミノ糖　45
アミノ末端　27
γ-アミノ酪酸　147
アミラーゼ　36
アミロース　48
アミロペクチン　48
アミン類　113
L-アラニン　22
L-アラビノース　145
アリイナーゼ　36,111
アリイン　111
アリシン　112
アリルイソチオシアネート　107
アルカン　13
L-アルギニン　22
アルキル基　13
アルギン酸　52
アルケン　13
アルドース　38
アルドン酸　45
アルブミノイド　28

アルブミン　28
アンギオテンシン変換酵素　146
アントシアニジン　96
アントシアニン　96,152
アントラニル酸メチル　111

イオウ　83
イコサペンタエン酸　57
異性化糖　100
異性体　11
　——, 鏡像　21,40
　——, 立体　40
イソチオシアネート　107,155
イソフムロン　104
イソマルトース　46
L-イソロイシン　22
一次構造　31
一次胆汁酸　140
一重項酸素　152
イヌリン　50
5′-イノシン酸　105

ウーロン茶重合ポリフェノール
　146
旨味成分　104
旨味の相乗効果　105
ウロン酸　45
γ-ウンデカラクトン　111

栄養機能食品　132
えぐ味成分　109
エステル類　111
エピカテキン　108
エピカテキンガレート　108
エピガロカテキン　108
エピガロカテキンガレート　108
エピマー　41
エマルション　63,122
エルゴカルシフェロール　71
塩化物イオン　103
塩 析　34
塩 素　83
塩 溶　34

オキシミオグロビン　95
オリゴ糖　46,135
オリゴペプチド　26
γ-オリザノール　154

α 炭素　21
α-ヘリックス　30
HMG-CoA 還元酵素　140
IUPAC 命名法　12
SH-SS 交換反応　35
N 末端　27

か 行

カードラン　50
改良ケルダール法　37
化学構造式　2
化合物　1
過酸化水素　152
過酸化物価　64
カゼインホスホペプチド　144
カタラーゼ　152
かつお節オリゴペプチド　147
活性酸素　69,151
活性メチレン基　67
褐 変　113
褐変反応　35
カテプシン　36
価電子　6
価 標　2
カフェイン　104
カプサイシン　106,151
カラギーナン　51
D-ガラクツロン酸　45
D-ガラクトサミン　45
ガラクトシド　46
辛味成分　105
カラメル　55
カリウム　79
カリステフィン　96
カルシウム　80
カルボキシ末端　27
カルボニル価　65
カロテノイド　153
カロテノイド系色素　91
カロテン　91
β-カロテン　91,153
β-カロテン当量　70
感覚神経　105
還元性　43
環状構造　41
乾性油　64

寒　天　50
官能基　14
甘味成分　99
甘味度　99
含硫化合物　113

キー・コンパウンド　110
キサンタンガム　51
キサントフィル　91
D-キシリトール　45
キシロオリゴ糖　47
キセロゲル　121
擬塑性流動　126
キチン　52
キトサン　141
機能性表示食品　133
機能鉄　81
基本味　98
嗅覚細胞　109
嗅覚順応　110
球状たんぱく質　27
嗅上皮　109
共役リノール酸　150
共有結合　7
共有電子対　8
極　性　16
キラリティー　23
キラル炭素　39
キラル中心　23

グアーガム　51
5'-グアニル酸　105
グァバ葉ポリフェノール　145
クエン酸　103
ククルビタシン　104
グリアジン　34
グリコーゲン　50
グリコシド結合　46
グリシン　22
グリセルアルデヒド　38
グリセロ糖脂質　62
グリセロリン脂質　62
グリチルリチン　101
β-クリプトキサンチン　92
β-グルカン　156
クルクミン　98
D-グルクロン酸　45
グルコース　37, 100
グルコースイソメラーゼ　35
グルコオリゴ糖　47
グルコサミノグリカン　53
D-グルコサミン　45
グルコシド　46
グルコマンナン　50, 144
グルタチオンペルオキシダーゼ
　152

グルタミルトランスフェラーゼ
　36
L-グルタミン　22
L-グルタミン酸　22, 105
グルタミン酸モノナトリウム
　105
グルテニン　34
グルテリン　28
グルテン　35
クロシン　97
グロブリン　28
クロム　83
クロロゲン酸　109
クロロフィル　81, 93

桂皮酸メチル　112
結合水　17
結晶領域　54
ケトース　38
ゲニステイン　97
ゲニポシド酸　147
ゲル　121
　──, 熱可逆性　122
　──, 不可逆性　122
ケルセチン　152
ケン化価　64
原　子　1
原子価　2
原子核　6
原子軌道　6
原子団　10
元素記号　2

香気・におい成分　109
抗酸化剤　67
抗酸化作用　93
高次構造　31
甲状腺腫　82
β-構造　30
構造多糖類　48
高速液体クロマトグラフ法　77
酵素の褐変　113
酵素的褐変反応　35
糊　化　53
コハク酸　103
コバラミン　75
コバルト　83
ゴマペプチド　147
小麦アルブミン　145
孤立電子対　9
コレカルシフェロール　71
コレステロール　61
コロイド　121
　──, 親水　121
　──, 疎水　121
混合物　1

コンニャクマンナン　50, 144
コンフォーメーション　29

さ 行

最外殻　6
　──電子　6
酢　酸　103
酢酸イソアミル　111
差し引き法　53
鎖状構造　41
サスペンション　122
サッカリン　102
サーデンペプチド　147
サブユニット　31
サリチル酸添加改良ケルダール法
　37
酸アミド　106
酸　価　64
酸化酵素　114
三価鉄　95
三次構造　29
サンショオール　106
酸　敗　65

ジアステレオマー　40
ジアリルジスルフィド　107, 111
ジェランガム　52
塩味成分　103
シクロデキストリン　48
シクロデキストリングルカノトラン
　スフェラーゼ　36
歯　垢　135
脂　質　56
L-システイン　22
ジスルフィド結合　34
示性式　10
シソニン　96
舌の収れん　108
シッフ塩基　118
質量計　53
自動酸化　65
シトラール　110
シナルビン　107
シニグリン　107
シネレシス　122
シブオール　108
渋味成分　108
ジペプチド　26
脂　肪　56
脂肪酸　56
脂肪族炭化水素　13
シュウ酸　109
自由水　17
縮合重合　25
酒石酸　103

純物質　1
ショウガオール　106
常量元素　78
食　塩　80
食事誘発性熱産生　149
植物ステロール　142
食物繊維　50，136
　　──総量　53
　　──，水溶性　137
　　──，不溶性　137
ジンゲロン　106
浸透圧　19

水素結合　9，16，31
水中油滴型　122
水分活性　18
スクラロース　102
スクロース　46，99
スタキオース　47
ステビオシド　101
ステロール　61
ストレッカー分解　119
スーパオキシド　152
スーパーオキシドジスムターゼ
　152
スフィンゴ糖脂質　63
スフィンゴリン脂質　62
スルフィド　106
スルフィド類　111
スルフォラファン　155
制限アミノ酸　25
生体調節機能　132
整腸作用　136
精　油　111
セルロース　50
L-セリン　22
セレン　83
セロビオース　46
繊維状たんぱく質　27

疎水結合　31
塑性流動　126
側　鎖　21
ソックスレー抽出法　65
ゾル　121
ソルビトール　101
D-ソルビトール　45

C 末端　27

た　行

第 1 相反応　155
第 2 相反応　155
だいずイソフラボン　148
ダイゼイン　97

ダイラタンシー　126
ダイラタント流動　126
タウリン　142
脱共役たんぱく質　149
脱水縮合反応　25
多糖類　48
炭化水素　13
短鎖脂肪酸　57
単純脂質　56
単純多糖　48
単純たんぱく質　27
炭　素　1
炭素骨格　10
単糖当量　53
単　体　1
単糖類　38
タンニン　108
たんぱく質　19

チアミン　73
チアミンピロリン酸　73
チオエーテル　106
チオール　107
チオバルビツール酸価　65
チキソトロピー　126
窒素 - たんぱく質換算係数　37
茶カテキン　142，150，156
チャビシン　106
中間水分食品　18
中鎖脂肪酸　57，149
中性子　6
腸肝循環　140
長鎖脂肪酸　57
腸内細菌叢　137
貯蔵多糖類　48
貯蔵鉄　81
L-チロシン　22

テアニン　105
テアフラビン　98，108，115
テアルビジン　98
低う蝕性　101
低級脂肪酸　112
低分子化アルギン酸ナトリウム
　141
呈味成分　98
デオキシ糖　44
D-2-デオキシリボース　45
テオブロミン　104
テクスチャー　120
デザイナーフーズプロジェクト
　155
鉄　82
鉄イオン　94
5,6,7,8-テトラヒドロ葉酸　76
テトラペプチド　26

デヒドロアスコルビン酸　77
テルペン類　110
転化糖　100
電　子　6
電子雲モデル　6
電子殻　6
電子式　9
でんぷん　48
でんぷんの糊化　54
でんぷんの糊精化　55
でんぷんの老化　55

銅　82
糖アルコール　45，53，101，135
等電沈殿　34
等電点　34
特定保健用食品　132
特別用途食品　132
ドコサヘキサエン酸　59
トコフェロール　71
杜仲葉配糖体　147
トランス脂肪酸　69
トリアシルグリセロール　59
トリペプチド　26
L-トリプトファン　22
トリメチルアミン　113
L-トレオニン　22
トレハロース　47

な　行

ナイアシン　74
ナイアシン当量　74
ナスニン　96
ナトリウム　79
ナトリウムイオン　103
ナノキロン類　72
ナリンギナーゼ　37
ナリンギン　97，104
難消化性オリゴ糖　138
難消化性デキストリン　144
難消化性でんぷん　139

苦味成分　103
ニコチンアミド　74
ニコチンアミドアデニンジヌクレオ
　チド　74
ニコチンアミドアデニンジヌクレオ
　チド リン酸　74
ニコチン酸　74
二次構造　29
二次胆汁酸　140
二重結合　5
ニトロソミオグロビン　95
日本食品標準成分表 2020　53，77
乳塩基性たんぱく質　148

乳果オリゴ糖　143
乳酸　103
乳糖不耐症　47
ニュートン流動　124

ヌートカトン　110

熱酸化　68
粘性　124

ノナジエナール　111
ノナジエノール　111

は 行

配位結合　9
配糖体　46
発がん　155
バニリルケトン　106
L-バリン　22
ハロゲンイオン　103
半乾性油　64
パントテン酸　76

ビオチン　76
非共有電子対　9
非結合電子対　9
非結晶領域　54
非酵素的褐変　117
L-ヒスチジン　22
ヒストン　28
微生物学的測定法　77
ビタミン　69
　——A　70
　——B₁　73
　——B₂　73
　——B₆　74
　——B₁₂　75
　——C　77
　——D　71
　——E　71
　——K　72,149
　——P　97
必須アミノ酸　20
必須元素　78
必須脂肪酸　59
p-ヒドロキシベンジルイソチオシア
　ネート　107
ヒドロキシルラジカル　153
非ニュートン流動　124
非ヘム鉄　81
ピペリジン　106,113
ピラノース型　42
ピリドキサール　74
ピリドキサミン　74
ピリドキシン　74

ピリドキシン相当量　75
微量元素　78
ビンガム流動　126

ファイトケミカル　156
フィコエリスリン　97
フィコシアニン　97
フィッシャー投影法　40
フィロキノン　72
フィロズルチン　101
風味　110
フェーリング反応　44
L-フェニルアニン　22
フェノール類　114
不乾性油　64
複合脂質　57
複合多糖　48
複合たんぱく質　27
フコキサンチン　151
不斉炭素原子　21,39
不対電子　9
フッ素　83
不飽和脂肪酸　57
　——,1 価　57
　——,2 価　57
　——,3 価　57
　——,多価　57,149
不飽和炭化水素　13
フムロン　104
フラノース型　43
フラビンアデニンジヌクレオチド
　74
フラビンモノヌクレオチド　73
フラボノイド　152
フラボノイド系色素　95
ブランチング　67,115
フリーラジカル　67
フルクトース　100
フルクトース転移酵素　36
フルクトオリゴ糖　36,46,101,
　143
プレバイオティクス　139
プロタミン　28
プロバイオティクス　139
プロビタミン　70
　——A　93
プロピルアリルジスルフィド
　107
プロラミン　28
L-プロリン　22
分散質　121
分散媒　121
分子　1
分子式　10

閉殻　7

平衡状態　43
ヘキセナール　111
ヘキセノール　111
ヘキソース　38
ペクチン　52
ヘスペリジナーゼ　37
ヘスペリジン　97
ベタキサンチン　98
ベタシアニン　98
ベタニン　98
ペプチド　26,147
ペプチド結合　20,25
ヘミアセタール　42
ヘム　94
ヘム鉄　81
ヘモグロビン　31,81
変性　32
cis,cis-1,4 - ペンタジエン構造
　67
ペントース　38

ボーアの原子模型　6
飽和脂肪酸　57
飽和炭化水素　13
保健機能食品制度　132
補酵素 A　76
ホスファチジルコリン　62
ホモゲンチジン酸　109
ポリフェノール　145,154
ポリフェノールオキシダーゼ
　35,114
ポリペプチド　26
ポルフィリン環　93

Haworth 投影法　43
pI　34

ま 行

マグネシウム　80
マグネシウムイオン　93
マツタケオール　112
マルトース　46,100
マンガン　82
D-マンニトール　45

ミオグロビン　94
ミネラル　78
ミュータンス連鎖球菌　135
味蕾　82,99
ミロシナーゼ　36,107

ムコ多糖　52

メイラード反応　117
L-メチオニン　22

メトミオグロビン　　95
メトミオクロモーゲン　　95
メナキノン類　　72
メナジオン　　72
メバロン酸経路　　140
メラニン　　114
メラノイジン　　117，118

モリブデン　　83

や　行

有機化合物　　1
有機酸　　53
油中水滴型　　122

溶解度　　34
葉　酸　　75
陽　子　　6
ヨウ素　　82
ヨウ素価　　64
葉緑素　　93
四次構造　　31

ら　行

ラクターゼ　　36
ラクトース　　46，100
ラクトトリペプチド　　147
ラジカル　　9
ラフィノース　　47，101
L-ラムノース　　45

リコピン　　153
リコペン　　91
L-リシン　　22
リポキシゲナーゼ　　36，67
リボフラビン　　73
リモネン　　110
利用可能炭水化物　　53
両性イオン　　23
両性電解質　　23
リ　ン　　81
リンゴ酸　　103
リン酸　　81

リン脂質　　62
リン脂質結合だいずペプチド　　141

ルチン　　97，152

レオペクシー　　126
レオロジー　　121
レジスタントスターチ　　49，139，145
レジスタントプロテイン　　141，156
レチノール　　69，93
レチノール活性当量　　70
レニン-アンギオテンシン系　　146
レベラトロール　　154
レンチオニン　　111

L-ロイシン　　22
ロ　ウ　　62
ローカストビーンガム　　51

編著者紹介

中河原俊治（1章, 2-2, 2-3, 3-4）
1984年　北海道大学大学院農学研究科博士後期課程
　　　　退学
　　　　農学博士
現　在　藤女子大学人間生活学部食物栄養学科教授

執筆者

荒川義人（2-1）
1980年　北海道大学大学院農学研究科博士課程修了
　　　　農学博士
現　在　札幌保健医療大学保健医療学部
　　　　栄養学科教授

菊地和美（3-5）
2002年　酪農学園大学大学院酪農学研究科
　　　　博士課程修了
　　　　博士（農学）
現　在　藤女子大学人間生活学部食物栄養学科教授

西　隆司（2-6, 3-1, 3-2, 3-3）
1999年　北海道大学大学院農学研究科
　　　　博士後期課程修了
　　　　博士（農学）
現　在　天使大学看護栄養学部栄養学科准教授

知地英征（4章）
1971年　北海道大学大学院農学研究科博士課程
　　　　単位取得退学
　　　　農学博士
現　在　藤女子大学名誉教授
　　　　北海道「食と健康」研究所　代表

金澤　匠（4章）
2003年　新潟大学大学院自然科学研究科博士
　　　　後期課程単位取得退学
　　　　博士（農学）
現　在　千葉県立保健医療大学健康科学部
　　　　栄養学科准教授

松坂裕子（2-4）
2011年　北海道大学大学院農学研究院博士課程修了
　　　　博士（農学）
現　在　藤女子大学名誉教授

小野寺秀一（2-5）
1986年　北海道大学大学院農学研究科修士課程修了
　　　　博士（農学）
現　在　酪農学園大学教授

食べ物と健康II　食品の機能（第3版）

2013 年 6 月 1 日　初版第 1 刷発行
2014 年 10 月 1 日　初版第 2 刷発行
2016 年 3 月 20 日　第 2 版第 1 刷発行
2021 年 3 月 20 日　第 2 版第 5 刷発行
2023 年 3 月 20 日　第 3 版第 1 刷発行
2024 年 3 月 10 日　第 3 版第 2 刷発行

© 編著者　中河原俊治
発行者　秀島　功
印刷者　萬上孝平

発行所　三共出版株式会社　東京都千代田区神田神保町 3 の 2
振替　00110-9-1065
郵便番号　101-0051　電話　03-3264-5711代 FAX 03-3265-5149

一般社団法人日本書籍出版協会・一般社団法人自然科学書協会・工学書協会　会員

Printed in Japan　　　　　　　　　　　　　　　印刷・製本　恵友印刷

ISBN 978-4-7827-0820-0